DIE ÜBERPFLANZUNG
DER
MÄNNLICHEN KEIMDRÜSE

VON

PRIMARIUS DR. ROBERT LICHTENSTERN
WIEN

MIT 16 TEXTABBILDUNGEN

SPRINGER-VERLAG WIEN GMBH
1924

ISBN 978-3-7091-9583-3 ISBN 978-3-7091-9830-8 (eBook)
DOI 10.1007/978-3-7091-9830-8

Vorwort.

Die Erkenntnis von der Bedeutung der Drüsen mit innerer Sekretion für den Gesamtorganismus ist gerade durch Untersuchungen der Wiener Schule ganz besonders gefördert worden. Aus der großen Reihe dieser Forschungen müssen die interessanten und bedeutungsvollen Arbeiten Steinachs hervorgehoben werden, die das Problem der Tätigkeit der Keimdrüsen und deren Einfluß auf Physis und Psyche des Individuums geklärt hatten. Seine Versuche bildeten die theoretische Basis für die nachstehend beschriebenen Operationen am Menschen.

Die hiebei gemachten Erfahrungen sind in diesem Buche niedergelegt und beziehen sich auf Keimdrüsentransplantationen, die in den letzten acht Jahren nach der von mir empfohlenen Methode ausgeführt worden sind. Bei Beurteilung der erzielten Erfolge darf dieser Eingriff als eine wertvolle Bereicherung der operativen Therapie verschiedener, durch Verlust oder mangelhafte Entwicklung der Keimdrüsen bedingten Folgezustände beim Menschen aufgefaßt werden.

Wien, im Juni 1924.

R. Lichtenstern.

Inhaltsverzeichnis.

Einleitung.

Bei den niederen, bei den hoch entwickelten Tierarten und auch beim Menschen wird das Geschlecht des Individuums durch bestimmte körperliche Eigenschaften gekennzeichnet, die von Hunter als sekundäre Geschlechtscharaktere bezeichnet wurden; das Genitale als Ganzes stellte nach seiner Auffassung einen primären Geschlechtscharakter dar, alle übrigen Geschlechtsmerkmale die sekundären. Darwin fand bei Tierarten mit getrennten Geschlechtern eine Abweichung der Reproduktionsorgane bei den Männchen und den Weibchen und faßte deshalb diese Organe als primäre Geschlechtscharaktere auf; er konnte weiter feststellen, daß Geschlechtscharaktere, welche in keinem direkten Zusammenhang mit dem Akte der Reproduktion stehen, nur bei einem Geschlecht angelegt sein können, bei dem anderen aber vollständig fehlen; so kommen z. B. bei den Männchen einzelner Tierarten bestimmte Sinnesorgane oder Bewegungsvorrichtungen vor, die nur dem Zweck dienen, das Weibchen leichter zu erreichen. Es lag nahe, die Entwicklung der die Geschlechter charakterisierenden Eigenschaften in einen Zusammenhang mit der Keimdrüse zu bringen, demjenigen Organe, in dem man schon damals Einflüsse vermutete, die bestimmend auf das Geschlecht des Individuums einwirken sollten. Virchow war einer der ersten, der die Tätigkeit der Keimdrüsen mit der Entstehung der charakteristischen Geschlechtszeichen in Verbindung brachte und auf die Bedeutung der Generationsdrüse aufmerksam machte, die nach seiner Auffassung charakteristisch für das betreffende Geschlecht wäre. Das interessante und bedeutungsvolle Problem, Keimdrüse und sekundäre Sexuszeichen, war Gegenstand vielfacher Arbeiten, die nicht alle zu den gleichen Schlüssen führten; so wurde von Herbst die Theorie aufgestellt, daß das Ei nur in Bezug auf die Keimdrüse geschlechtlich determiniert sei, die primären und sekundären Sexuscharaktere eine indifferente bisexuelle Anlage besäßen und erst durch die spezifische hormonale Wirkung der betreffenden Keimdrüse aus der indifferenten Anlage die entsprechenden homologen primären und sekundären Sexuszeichen sich herausbilden; er legte der Keimdrüse eine spezifische Wirkung bei, die fördernd auf die homologen und hemmend auf die heterologen Sexuszeichen einwirken solle.

Diese Auffassung erlitt manche Anfechtungen, eine ganze Anzahl von Autoren leugnete die Abhängigkeit der sekundären Geschlechtscharaktere von den Keimdrüsen; so haben St. Hilaire, Puech, Hegar, und in neuerer Zeit Halban die Theorie von der Unabhängigkeit der sekundären Geschlechtsmerkmale, von deren präexistentem Bestehen aufgestellt und den Keimdrüsen nur eine protektive Wirkung zugesprochen.

Halban hat die Ansicht vertreten, daß beim Menschen nach erfolgter Befruchtung das Geschlecht der Keimdrüsen festgelegt sei, und daß auch die gesamten primären und sekundären Geschlechtscharaktere bereits männlich oder weiblich angelegt wären. Er nahm an, daß in der Pubertät unter dem protektiven Einfluß der Keimdrüsen nur diejenigen Sexuscharaktere voll zur Entwicklung kämen, die bereits in der Anlage vorhanden waren. Maßgebend für seine Ansicht waren hauptsächlich die Beobachtungen an menschlichen Pseudohermaphroditen, bei denen sich Sexuscharaktere beider Geschlechter zur Zeit der Pubertät entwickelt hatten, obwohl nur eine männliche oder weibliche Keimdrüse im Körper vorhanden war. Daraus schloß er, daß es in Bezug auf die Ausgestaltung der Sexuscharaktere von untergeordneter Bedeutung wäre, ob die Keimdrüse männlich oder weiblich ist, und daß überhaupt nur eine Keimdrüse — gleichgültig welchen Geschlechtes — im Körper vorhanden sein müsse, damit sich die im betreffenden Ei angelegten Sexuszeichen voll entwickeln könnten. Nach seiner Ansicht produzieren das Ovarium und der Hoden identische oder sehr nahe verwandte Hormone.

Einen anderen Standpunkt in dieser Frage nahm Tandler ein, der die sekundären Geschlechtsmerkmale als modifizierte Speziescharaktere auffaßte, die für eine bestimmte Spezies eigentümlich seien, ohne daß sie primär mit der Genitalsphäre in Zusammenhang ständen; durch das harmonische Zusammenwirken der Drüsen mit innerer Sekretion werden die ursprünglichen Systemmerkmale in der Entwicklung und Ausbildung zu den sekundären Geschlechtsmerkmalen. Eine Stütze für die endokrine Beeinflussung der Sexuszeichen durch die Keimdrüsentätigkeit finden wir in den Arbeiten Biedls, der auf dem Standpunkt steht, daß die Geschlechtsunterschiede durch die Wirkung von Hormonen geschaffen werden, welche von den Keimdrüsen und vielleicht auch von anderen endokrinen Organen stammen. Die Mehrzahl der auf diesem Gebiete Arbeitenden neigte zu der Auffassung, daß die somatischen Unterschiede zwischen den Geschlechtern durch Einwirkung der sexuell differenten Keimdrüse entstehen, und deshalb wären die charakteristischen Geschlechtsmerkmale als sekundäre zu bezeichnen.

I. Der Einfluß der Keimdrüsen auf die sekundären Geschlechtscharaktere.

Bestand über die Entwicklung der sekundären Sexuszeichen keine einheitliche Meinung, so konnte die gestaltende und erhaltende Wirkung der Geschlechtsdrüsen auf diese nicht geleugnet werden, auf welchem Wege und durch welche Tätigkeit diese Wirkung zustande komme, war nicht bekannt und deshalb Gegenstand weiterer Untersuchungen.

Pflüger nahm an, daß gewisse in den Keimdrüsen erzeugte Impulse durch die Nervenbahnen weitergeleitet werden und auf diesem Wege der Zusammenhang zwischen Keimdrüsentätigkeit und Sexuszeichen zustande käme, eine Ansicht, die widerlegt wurde, als man erkannte, daß den Keimdrüsen eine inkretorische Funktion innewohne, die durch Produktion von Hormonen ihren Einfluß auf die physischen und psychischen Sexuszeichen ausübe. Diese Eigenschaft der Keimdrüsen hat Brown-Sequard zuerst erkannt und durch interessante, für die damalige Zeit vollständig neue Versuche bewiesen. Er wendete subkutan einen mit Wasser verdünnten Hodenextrakt von Hunden an, der ein Filtrat darstellte aus dem Blute der Hodengefäße, die vor der Exstirpation des Testikels abgebunden waren, aus dem Hodengewebe selbst und aus dem im Hoden enthaltenen Sperma.

Brown-Sequard, damals 72 Jahre alt, konstatierte an sich selbst nach drei solchen Injektionen eine außerordentliche Zunahme seiner Gesamtkörperkräfte und Zunahme der Kraft der Gliedmaßen am Dynamometer gemessen, Besserung der Harn- und Stuhlentleerung und bedeutende Erleichterung bei seinen intellektuellen Arbeiten. Diese Veröffentlichung machte in der gesamten experimentellen Medizin das größte Aufsehen. Zahlreiche Forscher befaßten sich mit dieser Frage und eine Reihe von Arbeiten wurden damals veröffentlicht. Aus der großen Zahl von Publikationen sollen nur einige hervorgehoben werden, um die Mannigfaltigkeit der Experimente mit Hodensekret und dessen Wirkung auf die verschiedensten Organe zu erweisen.

Brown-Sequard hat mit d'Arsonval und Henocque Tierversuche angestellt, die ergaben, daß nach raschem Blutverluste die agonalen Erscheinungen langsamer und weniger heftig auftraten, wenn man testikuläre Flüssigkeit injiziert hatte, und daß auch das Herz nach der Aussetzung der Atmung länger schlug. Bayroff fand nach Injektion von Hodenextrakt eine Verminderung der Reflexzeit und des Tonus der Hautgefäße, Vermehrung der Speichelabsonderung, Verminderung der Harnausscheidung und Erhöhung der Körpertemperatur. Zoth sah toxische, entrophische und dynamogene Wirkungen des Hodenextraktes auf das Zentralnervensystem; er hat an sich und seinem Mitarbeiter Pregl nach der ergographischen Methode Versuche angestellt und gefunden, daß durch einwöchentliche Übung des neuromuskulären Apparates in dieser Zeit eine ganz unbedeutende Zunahme der Leistungsfähigkeit entsteht, hingegen die Leistungsfähigkeit bis um 50% steigt, wenn während dieser Zeit täglich eine Injektion mit Hodenextrakt gemacht wird. Zoth hat weiter auch gezeigt, daß unter Anwendung der Injektionen Stufen von Leistungsfähigkeit erreicht werden können, die durch Übungen allein in diesem verhältnismäßig kurzen Zeitraume nie erreicht werden konnten. Diese merkwürdige Wirkung hat man dem zuerst von Schreiner dargestellten Spermin zugeschrieben. Tarchanoff hat das Spermin im Tierexperiment studiert und gefunden, daß die Lebenskraft von Tieren mit durchschnittenem Rückenmark erhöht wird, daß die Empfindlichkeit für Gifte, insbesondere Strychnin, bei Injektionen mit Spermin herabgesetzt und die Narkose mit Chloroform vom Versuchstiere viel leichter ertragen werde; eine stimulierende Wirkung auf Geschlechtstrieb oder Erektionen konnte nicht nachgewiesen werden. Seralach und Parés fanden nach intravenöser Injektion einer Glyzerinemulsion des Hodens die Auslösung eines genitovesikalen Reflexes, wie er sich bei der Samenejakulation in einem muskulären Verschluß des Blasenhalses nach gleichzeitiger Erschlaffung der Blasenwand einstellt.

In sehr eingehender Weise befaßte sich Poehl mit dem Studium des Spermins und stellte die Theorie auf, daß diese Substanz als das oxydierende Element der Gewebsatmung aufzufassen sei, das nur bei normaler Blutalkaleszenz aktiv bleibe; sobald die Blutalkaleszenz sinke, werde das Spermin inaktiv und es kommt zu Autointoxikation. Daher empfiehlt sich die Darreichung des Spermins bei allen denjenigen Krankheiten, die mit einer herabgesetzten Blutzirkulation einhergehen. Mit diesen Beobachtungen war bewiesen worden, daß dem Extrakt der Keimdrüse eine den Organismus sichtlich beeinflussende Wirkung innewohne; es konnten mit diesen Injektionen gewisse Funktionen für kürzere Zeit zur erhöhten Tätigkeit angeregt werden, dann schwand der Erfolg. Um die inkretorische Funktion der Keimdrüsen mit ihrer Beeinflussung der Physis und Psyche des Individuums eindeutiger feststellen zu können, war es daher notwendig, Versuche anzustellen, durch die einerseits dieser Zusammenhang deutlicher zum Ausdruck gebracht werden konnte und die anderseits eine länger dauernde Einwirkung auf den Organismus mit sich brachten.

Es war klar, daß dieser Beweis dann als erbracht anzusehen war, wenn es gelang, durch Entfernung der Keimdrüsen Ausfallserscheinungen zur Entstehung zu bringen, die nach Einpflanzung dieser Organe wiederum schwinden. Schon Hunter hat bei Hunden die Keimdrüsen entfernt, die losgelösten Organe in die Bauchhöhle gebracht und beobachtet, daß die Sexuszeichen bei dem Tiere eine Zeitlang erhalten blieben; die verhältnismäßig rasche Resorption der eingepflanzten Keimdrüsen war der Grund, warum diese Versuche nicht die richtige Wertung fanden. Erfolgreicher in seinen Arbeiten war Berthold, der jungen Hähnen, und zwar 2 bis 3 Monate alten Tieren, die kastriert worden waren, ihre eigenen Hoden in die Bauchhöhle einpflanzte. In weiteren Versuchsreihen wurden die Keimdrüsen der verschiedenen Versuchstiere ausgetauscht und ebenfalls in die Bauchhöhle eingebracht. Die autotransplantierten Hoden waren nach 2 Monaten bedeutend größer geworden und von zahlreichen Blutgefäßen durchzogen, die Samenkanälchen blieben erhalten, mit größeren und kleineren Zellen erfüllt, doch ohne Spermatozoon; es war die generative Funktion verschwunden, die innersekretorische hatte zugenommen. Die Tiere behielten ihren vollständigen Hahnencharakter, den sie verloren, wenn die überpflanzte Drüse entfernt wurde. Wagner und Leukart haben ebenfalls bei jungen Hähnen die Hoden entfernt und Hoden eines anderen Hahnes in die Bauchhöhle eingebracht; bei diesen Versuchen wuchsen zwar die Hoden an, entwickelten sich aber niemals weiter. Die Versuche, Hoden von Kaninchen oder Fröschen kastrierten Hähnen einzupflanzen, mißlangen durchwegs.

Diese Experimente verloren damals bald an Interesse, da an eine Verwertung für den Menschen nicht gedacht wurde, schon deshalb, weil die Chirurgie in dieser Zeit für derartige Operationen noch nicht die entsprechende Entwicklung erreicht hatte. Fast 30 Jahre später hatte Lode Transplantationen an Hähnen wieder aufgenommen und ist bei seinen Experimenten so vorgegangen, daß nach der Kastration die Hoden teils in das Unterhautzellgewebe, in die freie Bauchhöhle, teils zwischen Faszie und Peritoneum eingepflanzt wurden. Nur in etwa der Hälfte der Fälle waren diese Versuche von Erfolg begleitet, die innersekretorische Funktion der Keimdrüse war vollkommen erhalten geblieben, die Tiere behielten ihre Libido und Sexuscharaktere. Der Wert dieser Transplantationen war insofern ein geringerer, als die Zeit nach dem Eingriff eine zu kurze war, als daß eine Dauerwirkung angenommen werden konnte. Nur bei einem Tier wurde über die Sektion berichtet, die eine deutliche Vaskularisation des eingepflanzten Organes zeigte. Foges hat ebenfalls Transplantationen an Hähnen ausgeführt, und zwar in der Art, daß der ganze Hoden in die Milz implantiert wurde, Versuche, die eigentlich nicht als ganz gelungen angesehen werden konnten, da die Implantate in wenigen Wochen verschwunden waren. Es war auf diese Weise nur möglich, kleinere Hodenstücke zur Einheilung zu bringen, und die Versuchstiere nahmen eine Mittelstellung zwischen Hahn und Kapauncharakter an, ein Beweis, daß zu wenig funktionsfähiges Gewebe zur Einheilung gekommen war. Goebell führte Transplantationen bei Säugetieren aus, und zwar an Meerschweinchen; die Hoden wurden in die Bauchhöhle der jungen Tiere eingebracht, gingen aber bei fast allen Versuchen nach einigen Tagen zugrunde. Auch die Einpflanzung kleinerer Hodenpartikelchen ergab keine länger dauernde Wirkung. Ribbert hat bei Kaninchen, und zwar bei wenige Tage alten Tieren, die abgetragene Keimdrüse auf das Peritonäum mit Naht fixiert. Bei allen Versuchen ging das eingepflanzte Gewebe zugrunde. Allessandri und Lubarsch haben bei ähnlichen Versuchen dieselben Mißerfolge beobachtet. Foà hat bei Hunden autoplastisch und homoplastisch Transplantationen durchgeführt, und zwar ganzer Keimdrüsen wie einzelner Stücke. Die Implantate kamen ausnahmslos in kurzer Zeit zur Resorption. Die Schuld der Mißerfolge der beschriebenen Versuche von Überpflanzung des Hodens mußte in der angewandten Technik liegen, denn daß Einheilung und Weiterwirkung von Hodengewebe möglich sei, hatten schon die Versuche Griffiths bewiesen, der an jungen Hunden Implantationen ausgeführt hatte, bei denen das überpflanzte Organ längere Zeit erhalten geblieben war und seine inkretorische Funktion beibehalten hatte. Es war von grundlegender Bedeutung, zu beweisen, daß sich beim Säugetier die Keimdrüsen überpflanzen lassen und daß das überpflanzte Organ in seiner Wirkung und in der Dauer seiner Funktion dem normaltätigen nahekomme. Die ersten Transplantationen, die in eindeutiger Weise diesen Forderungen gerecht wurden, stammen von Steinach, der in systematischer Weise bei Säugetieren, und zwar bei Ratten und Meerschweinchen, die Hoden autoplastisch oder homoplastisch auf jugendliche kastrierte Tiere transplantierte und zeigen konnte, daß diese Organe am neuen Standort ihre hormonale Wirkung auf die somatischen wie psychischen Geschlechtsmerkmale ebenso entfalten wie die normal gelegene Keimdrüse. Die Tiere wurden Vollmännchen, es entwickelten sich Prostata, Samenblasen und Penis zu normaler Größe, ebenso Skelett, Muskulatur und Behaarung zu normaler Form und Beschaffenheit. Die Tiere waren männlich „erotisiert" und zu leidenschaftlicher Begattung befähigt. Die mikroskopische Untersuchung der Transplantate ergab, daß die Samendrüsen nur in geringem Maße zur Entwicklung gelangt waren, hingegen die Zwischensubstanz in auffallender Weise sich vermehrt hatte. Dem Einwand, daß wenigstens am Beginn bei Entwicklung der Sexuszeichen die unreifen Samenzellen vielleicht mitwirken könnten, begegnete Steinach durch Experimente, bei denen das angewachsene Transplantat, welches im Träger bereits Vollmännlichkeit erzeugt hatte, zum zweiten Male, das ist auf einen zweiten Frühkastraten übertragen wurde, und hier neuerdings die ganze Entfaltung der Geschlechtsmerkmale hervorrief. Da das Transplantat histologisch fast keine Samenzellen mehr enthielt, nahm Steinach an, daß diese Versuche ausschlaggebende Beweise für die gestaltende Tätigkeit der Zwischenzellen auf die Sexuszeichen gewesen waren.

II. Die Zwischenzellen.

Die Funktionen der Zwischensubstanz bestehen nach Steinach in der Förderung der homologen und in der Hemmung der heterologen Sexuszeichen. Die männlichen und weiblichen Zwischenzellen wirken auf ein und dasselbe Merkmal antagonistisch: wo die eine hemmt, fördert die andere. Dies haben Heterotransplantationen von Ovarien und Hoden gelehrt, durch die vollkommene Feminierung von Männchen und Maskulierung von Weibchen zustande gebracht wurde. Bei der Feminierung wachsen dem Männchen die Brustwarzen und Milchdrüsen, es gewinnt mütterliche Triebe und Säugefähigkeit, das Wachstum des Skelettes wird gehemmt, die Tiere bleiben klein und zart wie Weibchen, der Penis wird zu einer Art Klitoris umgewandelt. Durch die Maskulierung hingegen wird das Weibchen groß, mächtig, erhält männlichen Trieb und Begattungslust, aus der Klitoris entsteht ein penisartiges Organ. Die Maskulierung durch Hodeneinpflanzung gelingt nicht allein am männlichen, sondern auch am weiblichen Organismus, und die implantierten Keimdrüsen vermögen jahrelang, ja bis zum Lebensende des Tieres ihren fördernden und erhaltenden Einfluß auf die Geschlechtscharaktere geltend zu machen.

Steinach ist auch die experimentelle Hermaphrodisierung durch gleichzeitige Einpflanzung von Hoden und Ovarien in das durch Kastration neutralisierte Tier gelungen. Er hat Tiere erhalten, bei welchen die somatischen Merkmale beider Geschlechter vertreten waren und bei welchen die Erotisierung und sexuelle Triebäußerung nach beiden Richtungen hin auftrat, und zwar mehr oder weniger periodisch schwankend mit dem mikroskopisch nachweisbaren stärkeren Wachstum der einen oder anderen Geschlechtsdrüse. Aus diesen Hermaphrodisierungs-Experimenten war nach Steinach der für therapeutische Verwertung wichtige Schluß zu ziehen, daß auch beim Menschen alle Erscheinungen der Zwitterbildung (Hermaphroditismus verus und Pseudohermaphroditismus) genetisch gleichwertig und daß sie alle zurückzuführen sind auf die durch unvollständige Differenzierung des Keimstocks entstandene Zwittrigkeit der Keimdrüse.

Die ganze Reihenfolge von Transplantationsversuchen wurde in erster Linie an jugendlichen Tieren vorgenommen und von verschiedenen Forschern an den verschiedensten Tieren mit gleichem Erfolge wiederholt. Weitere Versuche haben ergeben, daß bei erwachsenen, und zwar auch bei älteren Tieren, die schon längere Zeit kastriert und bei denen die Geschlechtscharaktere bereits im Schwinden waren, eine Neu-Feminierung und Neu-Maskulierung durch die Transplantation zu erzielen war, daß eine neue Entfaltung der körperlichen Sexuszeichen und der sexuellen Funktionen erreicht werden konnte.

Steinach hat die Bezeichnung Pubertätsdrüse als kurzen Ausdruck für die Gesamtheit der Zwischenzellen, denen er die innersekretorischen Funktionen zuschreibt, gewählt, ein Name, welcher zeigen soll, daß es sich um ein drüsiges Organ handelt, das die Pubertätserscheinungen hervorruft und auf der Höhe erhält. Bei den Transplantationsoperationen gehen, wie schon früher erwähnt wurde, die Samenzellen zugrunde, bei jungen Implantaten finden sich in den atrophischen Samenkanälchen noch vereinzelte Samenzellen, bei älteren Implantaten, bei mehrmonatlichen bis einjährigen, fehlen die Samenzellen fast vollständig; je älter das eingepflanzte Hodengewebe wird, desto isolierter erscheint die Pubertätsdrüse. Nach und nach schwinden auch die Sertolischen Zellen, von Anfang an und dauernd während der ganzen Zeit der Wirkung des Implantates bleiben nur die Leydigschen Zellen erhalten, vermehrt und gewuchert. Nie vermehren sich die Sertolischen Zellen; sie sind anfangs nachweisbar, atrophieren aber nach einigen Monaten. Es wäre nach diesen Befunden möglich, daß diese Zellen bei der innersekretorischen Tätigkeit mitwirken, es ist aber ausgeschlossen, daß diesen Zellen allein diese Funktion zukommen sollte. Die Ausbildung der Geschlechtscharaktere, und zwar sowohl der somatischen wie der psychischen, ist proportional der Menge der Leydigschen Zellen; sie bleibt bestehen, wenn nur mehr einzelne Lager von Leydigschen Zellen erhalten bleiben und die Samenkanälchen mit allen Sertolischen Zellen verschwunden sind.

Diese Auffassung über das Wesen, die Tätigkeit und die Funktion der Zwischenzellen Steinachs blieb nicht unwidersprochen und war gerade in den letzten Jahren Anlaß zu zahlreichen Publikationen. Es erscheint notwendig, sich an dieser Stelle eingehender mit dieser Frage zu befassen und die Ansichten verschiedener Autoren zur Sprache zu bringen. Die Zwischenzellen, die zuerst von Leydig in den männlichen Geschlechtsdrüsen bei Säugetieren beschrieben wurden, liegen vereinzelt, in Gruppen, Nestern oder Strängen, die von Blutgefäßen durchzogen werden, im Bindegewebe zwischen den Hodenkanälchen und auch unter der Tunica albuginea, besonders in der Nähe des Mediastinum testis. Sie sind den gewöhnlichen Bindegewebszellen, den Fibroblasten, nicht gleichzustellen; es sind große, polyedrische oder breitspindelförmige Zellen mit einem oder zwei großen, bläschenförmigen, mit Kernkörperchen versehenen Kernen. Der Zellleib ist im Zentrum grobkörnig, an der Peripherie feinkörnig und enthält zahlreiche Einschlüsse, Fett, Pigment, Lipoide und stäbchenförmige Kristalloide einer eiweißartigen Substanz. Die Zwischenzellen erscheinen frühzeitig im fötalen Leben und bilden beim Embryo von 4 Monaten breite Züge protoplasmareicher, mit Eosin stark färbbarer Elemente, die sich zwischen den unentwickelten, weit abstehenden Hodenkanälchen befinden; je mehr die Hodenkanälchen zur Entwicklung kommen, desto mehr schwinden die Zwischenzellen und sind beim Neugeborenen recht spärlich, doch schwankt das Verhältnis im Kindesalter sehr beträchtlich. Im geschlechtstüchtigen Alter bilden die Zwischenzellen nestartige Ansammlungen und kleinere, isolierte Zellhaufen, die zwischen die Samenkanälchen eingeschoben sind.

Reinke fand kristalloide Bildungen in den Zwischenzellen des menschlichen Hodens und vermutete als erster einen gewissen Zusammenhang zwischen diesen Zellen, der Spermabildung und dem Geschlechtstrieb. Die Zwischenzellen sind in einem frühen Entwicklungsstadium des intrauterinen Lebens in der Keimstockanlage nachweisbar, bevor die Samenzellen noch ihre Entwicklung erlangt haben. Die Zwischenzellen wurden von einer Reihe von Forschern als Bindegewebszellen aufgefaßt, deren Funktion eine nutritive sei, für die Spermiogenese gewisses Nährmaterial, vor allem Fett zu liefern (v. Ebner, Waldeyer, Plato, F. Friedmann).

Diese Zellen sollen mesodermalen Ursprungs sein, und wie Untersuchungen von Loisel an Hühnern, Sperlingen und Meerschweinchen ergeben haben, aus demselben undifferenzierten Zellenmaterial des Keimepithels hervorgehen wie die Keimzellen.

Alfred Kohn vertritt auf Grund seiner Untersuchungen die Auffassung, daß die Zwischenzellen keine gewöhnlichen Bindegewebszellen seien, sondern augenscheinlich den Keimdrüsen allein zugehörige Elemente und ebenso eigenartig und spezifisch wie die epithelialen Keimzellen selbst. Kasai hat Hoden aus den verschiedensten Altersstufen untersucht, von 4 Monate alten Föten an bis zum 84 Jahre alten Greis, und konnte nachweisen, daß beim 4 Monate alten menschlichen Fötus die Zwischenzellen sehr reichlich entwickelt sind und zu dieser Zeit den größten Teil des Hodens einnehmen, obwohl man auch schon Hodenkanälchen findet. Vom 7. Monat an nehmen die Zwischenzellen ab, während die Hodenkanälchen sich an Zahl vermehren. Beim Neugeborenen sind weniger Zwischenzellen vorhanden als beim Fötus und reichlicher als beim Erwachsenen. Dieser Zustand bleibt bis zum 14. Lebensjahr bestehen, im Pubertätsalter kommt es zu einer bedeutenden Vermehrung der Zwischenzellen und nach der Pubertät nimmt die Zahl der Zwischenzellen wieder ab. Hansemann fand dagegen, daß die Zwischenzellen im Pubertätsalter im Abnehmen sind. Andere Autoren, wie Hofmeister, Thaler, Spangaro und

Dürk, haben ähnliche oder gleiche Befunde wie Kasai erheben können. Kasai beobachtete im späten Alter Pigmentierungen in den Zwischenzellen, die im 21. Lebensjahre auftreten und mit dem Alter zunehmen; er faßte diese Pigmentierung als eine Art von Atrophie auf. Es ist sehr wahrscheinlich, daß die Zwischensubstanz beim Menschen zweimal einen Höhepunkt in ihrer Entwicklung erlangt: den ersten in der frühen Embryonalzeit, den zweiten um die Mitte des zweiten Jahrzehnts, in der sogenannten Pubertät.

Hansemann stellte durch Untersuchungen fest, daß die Menge und der Zustand der Zwischenzellen beim Winterschläfer veränderlich seien. Er fand, daß beim Murmeltier während des Winterschlafes die Zwischenzellen fehlen, während sie im Frühjahre nach dem Erwachen mächtig entwickelt seien. Ähnliche Beobachtungen machte Ganfini. Marshall beobachtet am Igel, daß die Zwischensubstanz in der Zeit der sexuellen Ruhe reduziert sei, während der Brunst an Umfang zunehme. Tandler und Grosz haben beim Maulwurf einen Saisondimorphismus, eine Periodizität in der Entwicklung der Hodenstruktur beschrieben; während der Brunst wurde ein charakteristisches Maximum in der Entwicklung des generativen Anteiles und ein Minimum in der Zeit der Ruhe beobachtet. Die Zwischenzellen haben nach der Auffassung einzelner Autoren die Funktion, dem Kanälchenepithel Nährstoffe zu bereiten und zuzuleiten, nach der Ansicht anderer eine inkretorische Tätigkeit, die gestaltend auf die sekundären Geschlechtsmerkmale einwirkt. Plato und Friedmann vertraten die Auffassung, daß die Interstitialzellen trophische Hilfsorgane der Kanälchenepithelien darstellen und beschrieben Bilder, in denen mit großer Deutlichkeit der Übertritt von Substanzen aus den Zwischenzellen in die Samenkanälchen beobachtet werden konnte. Diese Autoren waren der Meinung, daß die Funktion der interstitiellen Zellen darin bestehe, fettartige Substanzen aufzuspeichern, die von hier aus zum Teil in gelöstem, zum Teil in ungelöstem Zustand in die Tubuli gelangen. Andere Forscher, so vor allem Bouin und Ancel, bezeichneten die Gesamtheit dieser Zellen als „glande interstitielle du testicule" und stellten die Hypothese auf, daß diese interstitielle Drüse alle jene Funktionen vollführe, welche man bisher der inneren Sekretion des ganzen Hodens zugeschrieben hatte. Diese Auffassung vertraten auch Regaud und Policard, gleichzeitig Felizet und Branca, die meinten, daß die Zwischenzellen in ihrer Gesamtheit als Drüsenkörper aufzufassen wären, als eine „glande interstitielle", der schon im Embryonalleben eine innere Sekretion zukomme.

Der Wechsel in der Entwicklung dieser Zellen in verschiedenen Lebensperioden des Individuums und verschiedenen Funktionsperioden der Keimdrüse mußte eine Bedeutung für die Tätigkeit dieser Zellenelemente haben. Die Vermehrung der Zwischenzellen in einer Periode erhöhter inkretorischer Tätigkeit der Keimdrüsen wurde als Beweis für die innige Mitbeteiligung dieser an der Inkretion der Keimdrüsen genommen. Die Entscheidung, an welche Zellen in der Keimdrüse die inkretorische Funktion gebunden sei, konnte am wahrscheinlichsten auf dem Wege der Isolierung der einzelnen Elemente erbracht werden. Die Beobachtung, daß nach Röntgenbestrahlung die Potentia generandi schwinde, die Potentia coeundi erhalten bleibe, die Albers-Schönberg gemacht hatte, wie Untersuchungen von Bergonié und Tribandeau, die durch intensive Röntgenbestrahlung eine vollständige Degeneration des spermatogenen Gewebes im Hoden bei Erhaltung von Zwischenzellen und Sertolischen Zellen erzielten, schienen Beweis für die inkretorische Tätigkeit der Zwischenzellen und für die Brauchbarkeit der Röntgenbestrahlung als Methode zur Scheidung von Zwischenzellen und Keimzellen in der lebenden Keimdrüse zu sein. Diesen Ideengang verfolgte Villemin und stellte ähnliche Versuche wie die früher erwähnten Autoren mit gleichen Ergebnissen an. Tandler bestrahlte Hoden von Rehböcken und konnte nach einigen Monaten beobachten, daß das spermatogene Gewebe zerstört sei, während die Zwischenzellen normal geblieben waren; die Tiere verhielten sich im Abwerfen und in der Neubildung des Geweihes wie normale. Die Experimente wurden an erwachsenen Rehböcken, Tieren mit besonders ausgeprägten Geschlechtsmerkmalen, ausgeführt. Die Bestrahlungen der Geschlechtsdrüsen zeigten, daß trotz der Zerstörung des generativen Anteiles die sekundären Geschlechtscharaktere vollkommen erhalten geblieben waren, mithin nach der Annahme Tandlers der Beweis erbracht war, daß durch die Tätigkeit der interstitiellen Zellen die sekundären Geschlechtscharaktere erhalten geblieben waren.

Auch diese Versuche blieben nicht ohne Widerspruch; so hat auf derselben Versuchstechnik basierend Simmonds gefunden, daß auch nach längerer Bestrahlung Samenkanälchen erhalten bleiben und sich wieder regenerieren können. Mit der Regenerierung letzterer nehmen die gewucherten Zwischenzellen ab. Simmonds schloß aus seinen Experimenten, daß auch den Samenzellen innersekretorische Funktion innewohnen müsse.

Hoffmann und Herxheimer jun. sahen an bestrahlten Hoden eine Hyperplasie der Zwischenzellen und Atrophie der Samenzellen; letzterer nahm ein vikariierendes Eintreten der interstitiellen Zellen für die zugrunde gehenden Samenzellen im Sinne der inneren Sekretion an.

In sehr eingehender Weise hat sich Kyrle mit den Regenerationsvorgängen im tierischen und menschlichen Hoden befaßt und gefunden, daß bei Hunden durch die Röntgenbestrahlung als erster

Effekt der Gewebsschädigung ein Sistieren der Spermiogenese, der Neubildung von Samenfäden zu verzeichnen sei. Das Zellplasma der Spermatiden verliert allem Anscheine nach rasch die Fähigkeit, weitere Umwandlungen durchmachen zu können. Nach kurzer Zeit kommt es zu unförmlichen Aufquellungen des Protoplasmas mit Bildung von kleineren und größeren Hohlräumen und Verklumpung der Kerne; daneben findet man riesenzellenartige Bildungen, welche den von Maximow beschriebenen Formen völlig entsprechen. Ganz ähnliche Degenerationsvorgänge finden wir auch an den Spermatozyten, nur scheinen diese etwas resistenter zu sein; die Veränderungen treten etwas später auf, die Kanälchenlumina werden wesentlich kleiner. Man bemerkt aber schon in diesem Stadium, daß im gleichen Ausmaße als die Samenzellen verschwinden, die Sertolischen Fußzellen größer zu werden beginnen und sich gegen das Zentrum des Kanälchenlumens verlängern. Diese Erscheinung wurde schon von Herxheimer und Hoffmann beschrieben, die diese Vorgänge als eine Ersatzwucherung bezeichneten. Spermatogonien finden sich in diesem Stadium zwischen den Sertolischen Zellen nirgends, man beobachtet aber eine Massenzunahme des interstitiellen Gewebes, die hauptsächlich durch eine Vermehrung der Hodenzwischenzellen bedingt ist, ein Vorgang, den Kyrle als Ausdruck einer Reparation deutet. Er nimmt an, daß eine innige Beziehung zwischen den degenerativen Vorgängen im Kanälcheninnern und den Wucherungsprozessen im Zwischengewebe bestehe; im selben Verhältnisse als die Schädigung an den Epithelien fortschreite, nehme das Zwischengewebe an Masse zu. Der Zustand des Hodens in diesem Stadium erinnert im großen und ganzen an den noch nicht vollkommen entwickelten Testikel; durch die Röntgenschädigung verliert der Testikel seine bereits erreichte volle Entwicklung und sinkt auf eine niedere Entwicklungsstufe herab, auf welcher er selber früher niemals gestanden war, die mit jener aber sehr viel Ähnlichkeit hat, auf welcher in der Entwicklung gehemmte Organe angetroffen werden können. Im bestrahlten Hoden erscheinen die Kanälchenquerschnitte um ein bedeutendes schmäler, zwischen den gleichsam geschrumpften Kanälchen breitet sich das Zwischengewebe aus, das fast ausschließlich aus typischen Interstitialzellen aufgebaut erscheint; eine Vermehrung des eigentlichen Zwischenbindegewebes liege nicht vor. Die gewucherten Hodenzwischenzellen finden sich stellenweise zu mächtigen Lagern vereinigt, stellenweise hingegen nur in ein bis zwei Reihen zwischen den Kanälchen; die Interstitialelemente liegen der Kanälchengrundmembran überall außerordentlich innig an. Das morphologische Aussehen der gewucherten Zwischenzellen ist das vollkommen normaler Elemente; weder in Größe noch in Form kann ein Unterschied gegenüber diesen gefunden werden und auch was die intraprotoplasmatischen Einlagerungen betrifft, ist nichts auffällig Differentes zu konstatieren. Fetttröpfcheneinschlüsse sind wiederholt anzutreffen, ein Befund, der auch an normalen Testikeln gelegentlich zu erheben ist. Die Vermehrung der Interstitialelemente kommt unter diesen Verhältnissen auf mitotischem Wege zustande, es gelingt sehr leicht, Kern- und Zellteilungsfiguren aufzufinden. Bezüglich der histogenetischen Stellung der Zwischenzellen — ob epithelial, ob den Bindegewebselementen zuzurechnen — glaubt Kyrle nach seinen Befunden, daß diese mehr die Charakteristika von epithelialen Elementen tragen. Ihre oft polyedrische Form, das intensiv färbbare Protoplasma des großen Zelleibes mit dem gleichfalls großen Kern, die Lagerung der einzelnen Zellen zueinander, die öfters anzutreffenden Häufchen- und Nesterbildungen verleihen den Interstitialzellen ein Aussehen, wie man es sonst nur bei epithelialen Gebilden zu sehen gewohnt ist. Regenerationsvorgänge an dem Kanälchenepithel sind nur dort zu finden, wo bereits eine bedeutende Vermehrung der Zwischenzellen vorliegt. Die Regenerationsvorgänge im Epithel lassen sich zunächst durch Auftreten von Mitosen an den der Basalmembran aufsitzenden Zellen feststellen. Durch wiederholte Teilungen wird das Epithel mehrschichtig, die Zellen werden protoplasmareicher, größer und zeigen einen großen, gut tingiblen Kern. Der Teilungsvorgang an den Zellen ist ein ungemein reger, das Kanälchenlumen wird von diesen jungen Zellen abschnittsweise völlig erfüllt, in vielen Kanälchen finden sich wohl ausgebildete Spermien. Es zeigt sich zunächst die überraschende Tatsache, daß eine vollkommene Regeneration des samenbildenden Apparates stattgefunden hat, allerdings niemals im ganzen Hoden lückenlos, sondern nur in einzelnen Bezirken. Kyrle kam zu dem Schluß, daß durch die Röntgenbestrahlung primär immer das Kanälchenepithel, und dort vor allem die Samenzellen geschädigt werden, nur die Sertolischen Zellen bleiben erhalten. Gleichzeitig mit diesen Degenerationsprozessen spielt sich im Zwischengewebe ein regenerativer Vorgang ab, nämlich eine allmähliche Vermehrung der interstitiellen Zellen.

Kyrle vertritt auf Grund seiner Untersuchungen die Auffassung einer trophischen Funktion der Zwischenzellen, da stets dort, wo das Kanälchenepithel lädiert ist, die Interstitialelemente sich vermehrt finden und daß im Anschluß an diese Massenzunahme vom Epithel Regenerationsbestrebungen unternommen werden. Diese Tatsache müßte zur Vorstellung führen, daß die Zwischenzellen irgend einen trophischen Einfluß auf das Kanälchenepithel auszuüben imstande seien, daß die ordentliche Funktion desselben direkt von den Zwischenzellen abhängig sei. Eine wesentliche Stütze dieser Annahme fand Kyrle bei der Untersuchung des Hodens eines vierjährigen Knaben, bei dem es sich bei der histologischen Untersuchung zeigte, daß das

Organ im Verhältnis zum Alter beträchtlich unterentwickelt war. An einer Stelle fand man einen zirka 1 *mm* im Radius zählenden Haufen von Zwischenzellen, der durch Serienschnitte sich als eine fast streng kugelförmige, tumorartige Anhäufung dieser Zellen erwies, die in dem sonst zwischenzellenarmen, unterentwickelten Hoden eingesprengt waren. Es zeigte sich, daß sich sowohl innerhalb dieses Zwischenzellenbereiches einige Kanälchen finden ließen, die den übrigen Hodenkanälchen gegenüber wesentlich different aussahen, als daß auch unmittelbar an der Peripherie dieses Zellhaufens eine nicht allzu breite Zone solcher entwickelter Hodenkanälchen zu finden war. Diese waren um ein bedeutendes breiter als die anderen, sie waren unter allen Hodenkanälchen in der Entwicklung am weitesten vorgeschritten. Kyrle nahm an, daß diese Reifung, beziehungsweise Ausbildung der Kanälchen mit dem Vorhandensein dieser Zwischenzellenhaufen in inniger Beziehung stehen müsse. Kyrle hat die Goldmannschen Versuche vitaler Färbung in eigenen Versuchsreihen nachgeprüft und gefunden, daß mit Zuhilfenahme vitaler Färbungen ein direkter Übertritt von Substanz aus dem Zwischengewebe in das Kanälcheninnere nachgewiesen werden könne, und zwar mittels Fortsätzen, welche die Interstitialzellen durch die Kanälchenwand zu treiben vermögen. Der Autor kommt zu dem Schluß, daß alle Erscheinungen, welche beim Regenerationsprozeß gefunden werden, durch die Tatsache von der trophischen Natur der Zwischenzellen eine zwanglose Erklärung finden, und meint, daß den Interstitialelementen eine Bedeutung für das Erhalten der sekundären Geschlechtsmerkmale zukomme, da diese nur dann vorhanden sind, wenn erstere sich vorfinden. Diesen Arbeiten, die den Beweis erbringen sollten, daß den Zwischenzellen eine nutritive, besonders für die Samenzellen notwendige Funktion zukomme, stehen andere Untersuchungen gegenüber, die für die rein inkretorische Tätigkeit dieser Zellen eintreten. Vor allem die früher angeführten Arbeiten Steinachs, die in der Exaktheit ihrer Versuchsanordnung außerordentlich beweiskräftig erscheinen. Auch die früher erwähnten Autoren Bouin und Ancel sind für die inkretorische Funktion der Zwischenzellen eingetreten, gestützt auf Versuche bei Meerschweinchen, Hunden und Kaninchen, bei denen durch Unterbindung der Vasa deferentia die Spermatogenese nach 8 bis 12 Monaten zum Schwinden gebracht wurde, während die Zwischenzellen erhalten blieben; die Keimdrüsen sahen histologisch kryptorchen Hoden sehr ähnlich, die Spermatogenese hatte aufgehört, die Sertolischen und Zwischenzellen waren erhalten geblieben, letztere vermehrt. Kastrationsfolgen waren nicht eingetreten und aus den Versuchen konnte der Schluß gezogen werden, daß die Anwesenheit von generativem Gewebe in der Geschlechtsdrüse für die innersekretorische Funktion nicht notwendig sei. Die Versuche von Ancel und Bouin wurden von Tandler und Grosz beim Rehbock, von Steinach bei der Ratte mit demselben Erfolg nachgeprüft. Die Ausschaltung des generativen Anteiles der Keimdrüse bedeutet aber nicht eine Isolierung der Zwischenzellen, denn auch nach der Unterbindung bleiben die Sertolischen Zellen längere oder kürzere Zeit erhalten. Es mußte noch entschieden werden, ob die innersekretorische Wirkung von den Zwischenzellen, den Sertolischen Zellen oder von beiden zusammen ausgeübt werde. Gegen die Funktion der Sertolischen Zellen sprachen Versuche von Ancel und Bouin, die bei Kaninchen auf der einen Seite den Hoden entfernten und auf der anderen Seite das Vas deferens unterbanden. Die Untersuchung des unterbundenen Hodens ergab, daß nur die Zwischenzellen gewuchert waren, während die Sertolischen Zellen unverändert blieben. Sand hat diese Versuche an Kaninchen und Meerschweinchen wiederholt und konnte ebenfalls feststellen, daß es nach einseitiger Kastration zur mächtigen Hypertrophie der Leydigschen Zellen in dem zurückgebliebenen Hoden komme, dessen Vas deferens unterbunden war, während die Samenzellen geschwunden und die Sertolischen Zellen zum Teil degeneriert waren. Die Geschlechtsmerkmale waren bei den Versuchstieren von Sand normal entwickelt, der Geschlechtstrieb besonders groß. Er hat weiter bei jugendlichen Meerschweinchen und Ratten, bei denen die Spermatogenese noch nicht zur Reife gekommen war, unter vorsichtigster Schonung der Blutgefäße und Nerven das Vas deferens unterbunden und auf der anderen Seite den Hoden entfernt. Der zurückgebliebene Hoden hypertrophierte als ganzer, indem er trotz seines normalen histologischen Bildes ein größeres Gewicht hatte als der Hoden eines normalen, gleichaltrigen Tieres. Auf Grund dieses Befundes hat Sand auf die Schwierigkeit der Deutung der Befunde von Ancel und Bouin hingewiesen. Auch Ribbert hat schon früher darauf aufmerksam gemacht, daß nach einseitiger Kastration ohne Unterbindung des Vas deferens es zur kompensatorischen Hypertrophie des restierenden Hodens komme. Ancel und Bouin haben weiter bei jungen Kaninchen im Alter von 7 und 8 Wochen die Vasa deferentia unterbunden und beobachtet, daß manche dieser Tiere Kastrationserscheinungen zeigten. Die Untersuchung der Hoden dieser Tiere ergab, daß der generative Anteil sich nicht weiter entwickelt hatte, in einem Embryonalzustand verharrte, aber auch die Zwischenzellen sich in einem Stillstand der Entwicklung befanden; man beobachtete Pigmentierungen in den Zwischenzellen, die als Zeichen einer Degeneration aufgefaßt wurden. Ancel und Bouin sahen in diesem Befunde einen neuen Beweis für die Auffassung, daß allein die Zwischenzellen die innersekretorischen Elemente der Keimdrüse seien. Ferner haben die Autoren beobachtet, daß beim kryptorchen Schwein der Geschlechtsapparat um so besser ausgebildet war, je mehr Zwischenzellen im Hoden vorhanden waren. Sie entfernten bei einseitig kryptorchen Schweinen den normalen Hoden im Alter von 6 Wochen; im kryptorchen Hoden zeigte sich später eine ausgesprochene Hypertrophie der Zwischenzellen, während die Zahl der Sertolischen Zellen unverändert geblieben war. Das Gewicht des hypertrophierten Hodens war ungefähr doppelt so groß als das Gewicht eines kryptorchen Hodens bei Vorhandensein eines zweiten normalen Hodens. Sand hat diese Befunde an Kaninchen und Meerschweinchen bestätigt. Die Transplantationsversuche Steinachs haben gezeigt, daß die Leydigschen Zellen zu einer außerordentlichen Vermehrung kamen und daß das spermatogenetische Gewebe mit der Zeit vollständig verschwand, nur Reste der Sertolischen Zellen blieben erhalten. Dagegen war die Menge der Zwischenzellen im transplantierten Hoden um ein Vielfaches größer als im normalen; in den Transplantaten war nach einigen Monaten auch eine Degeneration der Sertolischen Zellen zu sehen. Bei den transplantierten Tieren war der Grad der Ausbildung der Geschlechtsmerkmale abhängig von der stärkeren oder schwächeren Entwicklung der Zwischensubstanz. Sand hat die Ergebnisse der Steinachschen Transplantationsversuche bestätigt und gefunden, daß die Gegenwart von spermatogenem Gewebe und Sertolischen Zellen, auch wenn es sich um reichliche Mengen von solchen handelt, nicht vor den Folgen der Kastration schütze; war dagegen mehr Zwischengewebe vorhanden, so konnte eine fast normale Entwicklung des Geschlechtsapparates erreicht werden. Bei gut entwickeltem oder hypertrophischem Zwischengewebe waren die Geschlechtsmerkmale normal oder sogar übernormal.

In einer zusammenfassenden Arbeit befaßte sich Stieve mit der Funktion der Zwischenzellen und kam auf Grund der verschiedensten Arbeiten wie auch durch eigene Untersuchungen zur Annahme, daß die endokrine Funktion der Zwischenzellen nicht sichergestellt sei. Er faßte die Zwischenzellenvermehrung immer als Ausdruck einer reparatorischen Organbestrebung auf, die sich stets geltend mache, wenn der Hoden in irgend einer Weise geschädigt wird. Sie diene dazu, die für die Regeneration der Kanälchen nötigen Nährstoffe zu liefern, und nur wenn die Samenzellen so schwer beeinflußt sind, daß eine ganze oder teilweise Restitution nicht mehr eintreten könne, bilden sich auch die Zwischenzellen wieder zu Bindegewebszellen zurück. Er legte diesen Vorgängen, aus denen trophische Tätigkeit der Zwischenzellen hervorgehen solle, für die Beurteilung der histologischen Befunde bei den Steinachschen Versuchen größte Bedeutung bei und nahm in dieser Frage dieselbe Stellung wie Kyrle ein. Daß auch Stieve nicht zu abschließenden Urteilen gekommen war, ist einigen Schlußbetrachungen dieses Autors zu entnehmen, in denen er sagt, daß die Keimzellen allein zur Erzeugung der sekundären

Geschlechtsmerkmale genügen, was bei allen denjenigen Arten, in deren Hoden sich keine Zwischenzellen finden, feststellbar ist. Es wäre allerdings möglich, daß im Verlaufe der Phylogenese die Keimzellen der höheren Arten die Fähigkeit zur Absonderung des geschlechtsspezifischen Inkretes verloren und an die Zwischenzellen abgetreten haben. Er steht auf dem Standpunkt, daß auch bei den höheren Arten die Absonderung des geschlechtsspezifischen Inkretes von den Keimzellen ausgehe, beziehungsweise von den Sertolischen Zellen. In einer in jüngster Zeit erschienenen Arbeit von J. Benoit wird die Auffassung Stieves abgelehnt. Dieser Autor untersuchte die Tätigkeit der Zwischenzellen an einer Buchfinkenart und fand, daß zytologische Veränderungen in den Zwischenzellen in bestimmten Perioden für die Hormonproduktion dieser Zellenelemente sprächen.

Eine weitere Widerlegung der Beobachtungen Stieves bilden Untersuchungen, durch die das Vorkommen von Zwischenzellen bei Urodelen nachgewiesen werden konnte.

Champy hat bei Molchen das Vorkommen von Zwischenzellen beschrieben, deren Gesamtheit er als gelbe Drüse bezeichnete. Durch Entfernung dieser Drüse konnte Aron bei Tritonen eine Rückbildung der sekundären Geschlechtsmerkmale erreichen. Humphry hat ebenfalls bei Urodelen das Vorkommen echter Zwischenzellen beschrieben, und in letzter Zeit wurden von Kolmer und von Scheminsky Zwischenzellen auch bei anderen Anamniern gefunden. Courrier hat Zwischenzellen beim Stichling nachgewiesen und die Brunstveränderungen dieses Tieres mit deren Wucherung in Zusammenhang gebracht. In einer sehr interessanten Arbeit haben Kolmer und Koppanyi das Verhalten des Zwischenzellengewebes bei verschiedenen Molcharten studiert und beim Pleurodeles Waltli im Gegensatz zu den Befunden aller bisherigen Untersucher einen wesentlich aus Zwischenzellen bestehenden Organabschnitt nachgewiesen, den sie Zwischenzellenorgan nannten, und damit den Beweis erbracht, daß es eine aus Zwischenzellen bestehende Drüse gibt. Aschoff hat seinerzeit bei der Diskussion über die Ergebnisse der Steinachschen Arbeiten die Anschauung vertreten, daß bisher die Existenz eines Zwischenzellenorganes eindeutig nachzuweisen nicht gelungen war; dieser Forderung konnten Kolmer und Koppanyi durch ihre Befunde vollkommen entsprechen. Sie konnten auch feststellen, daß die von Stieve ausgesprochene Meinung, daß bei Urodelen Zwischenzellen nicht vorkommen und daß gerade die bei manchen dieser Arten so auffallenden sekundären Geschlechtscharaktere nicht auf den Einfluß der hier abwesenden Zwischenzellen bezogen werden können, nicht zutrifft, denn die Autoren konnten sowohl das Vorkommen von Zwischenzellen, wie die Abhängigkeit der Sexuscharaktere von diesen Zellen eindeutig erweisen.

Aus den bisherigen Ausführungen ist ersichtlich, daß die Frage nach der Funktion der Zwischenzellen, ob trophisch oder endokrin, noch umstritten wird, die gegensätzlichen Auffassungen recht unnachgiebige sind, trotzdem gerade Arbeiten der neuesten Zeit bewiesen haben, daß mancher scheinbar unverrückbare Standpunkt umgestoßen wurde. Es ist heute schon mehr als wahrscheinlich, daß diesen Zellen eine ganz besondere Stellung zukommt und daß ihre Tätigkeit für die Erhaltung der Sexuscharaktere eine sehr wichtige ist.

III. Die Keimdrüsentransplantation beim Manne.

Die Bedeutung der endokrinen Tätigkeit der Keimdrüsen für die Entstehung, Entwicklung und Erhaltung der Sexuszeichen beim Säugetier hat ihre volle Wertigkeit auch für den Menschen; was das Tierexperiment ergeben hatte, ist für den Menschen anwendbar. Wenn auch Mensch und niederes Säugetier in Physis und Psyche weit voneinander entfernt sind, so ist gerade die Mechanik der sexuellen Funktionen, ihre Entstehung und Auslösung eine sehr ähnliche. Wenn es im Tierexperiment gelungen war, die Kastrationsfolgen durch Einpflanzung einer Keimdrüse vollkommen zum Schwinden zu bringen, so war es mehr als wahrscheinlich, daß dieselben Erfolge bei entsprechender Technik auch beim Menschen zu erreichen sein dürften. Die Fortschritte der modernen Chirurgie haben es möglich gemacht, Gewebs- und Organteile von Tier auf Mensch und von Mensch auf Mensch mit Erfolg zu überpflanzen, eine Dauereinheilung, eine Anpassung an den fremden Organismus zu erzielen. Gerade im Kriege bekamen diese Operationen eine besondere Bedeutung, denn die Kriegschirurgie hatte uns schon nach kurzer Zeit gelehrt, daß ihre Ziele erhaltende sein müssen, daß das ganze Bestreben der operativen Therapie dahin gerichtet sein müßte, wiederherzustellen, was die Verletzung zerstört hatte. Es mußte das Ziel jedes im Kriege tätigen Chirurgen sein, die Wiederherstellungschirurgie auszubauen und zu erweitern. Durch die Tätigkeit im Institute Steinachs, in genauer Kenntnis seiner Arbeiten und seiner Erfolge, waren die theoretische Basis und die Gedankenrichtung gegeben, sich mit der Frage der Keimdrüsentransplantationen beim Menschen gegebenenfalls zu befassen.

Der Krieg brachte durch einen Zufall das geeignete Objekt. Im Jahre 1915 wurde auf die chirurgische Abteilung des Reservespitales I in Wien ein Mann aufgenommen, der durch eine Schußverletzung beide Hoden verloren hatte und bei dem die Kastrationsfolgen zur deutlichen Entwicklung gekommen waren. Diesen Kranken durch eine Operation zu heilen, erschien als ein erstrebenswertes Ziel, vor allem deshalb, da die Behandlung der Kastrationsfolgen beim Menschen bisher wenig erfolgreich war und sich darauf beschränkte, den Extrakt verschiedener endokriner Drüsen, vor allem Hodensubstanz, intern oder subkutan zu verabreichen. Die Resultate dieser Behandlung waren wenig ermunternde; gewisse Symptome konnten für eine Zeit beeinflußt werden, eine Heilung auf diesem Wege war nie erzielt worden. Dies waren die Motive, die den Anlaß gaben, den Weg zu suchen, auf welchem eine Keimdrüsentransplantation auch beim Menschen mit dauerndem Erfolge erreicht werden könnte.

1. Die Methodik.

a) Allgemeines.

Bei neuen Operationsmethoden, die beim Menschen in Anwendung kommen sollen, muß die Frage der Berechtigung des Eingriffes gelöst, und die Momente, die einen günstigen Ausgang des Versuches verbürgen, vorher genau erwogen sein. Die Folgen des Verlustes oder der mangelhaften Entwicklung der Keimdrüsen beim jugendlichen wie erwachsenen Menschen sind derartig eingreifende, für das weitere Leben von so einschneidender Bedeutung, daß bei dem Fehlen einer wirksamen Behandlung Operationen, die am Säugetier in großen Reihen ausgeführt, vollen Erfolg hatten, auf den Menschen übertragen werden dürfen, um so eher, als das Gefahrmoment des Eingriffes ein sehr geringes und die Wahrscheinlichkeit einer Heilung eine recht große ist.

Lexer hat in seinem bekannten Buche über die freie Transplantation in ausgezeichneter Weise die Chancen und die Fehlerquellen der Transplantation eingehend erörtert und als Grundbedingung für das Gelingen eines solchen Eingriffes eine in die kleinsten Einzelheiten ausgearbeitete Technik und strengste Asepsis hingestellt. Diesem Ausspruche muß sich jeder, der sich mit Transplantationen befaßt, vollinhaltlich anschließen; bei keiner anderen Operation ist das Gelingen so von Einzelheiten der Technik abhängig wie bei den Überpflanzungen. Für die Einheilung eines Transplantates ist die erste Wundverklebung zwischen diesem und dem Mutterboden Vorbedingung. Deshalb ist die Wahl des Mutterbodens desjenigen Gewebes, in das das zu übertragende Stück gebracht werden soll, von entscheidender Bedeutung.

Die primäre Verklebung ist Voraussetzung für rasche Vaskularisation, für die Neubildung von Gefäßen, die von der Basis her in das Implantat eindringen und dessen Ernährung ermöglichen sollen; je zahlreicher die neugebildeten Gefäße sich entwickeln, desto sicherer ist die Erhaltung des eingepflanzten Gewebes. Von weiterer Bedeutung ist das Fehlen von Abwehrkräften in dem Mutterboden, die die Ursache der Aufsaugung oder Abstoßung des Eingepflanzten werden könnten. Diese Voraussetzungen, die in der Literatur niedergelegten Erfahrungen und eigene Vorversuche waren maßgebend für die Wahl des Implantationsortes. Bei der freien Transplantation von Schilddrüsenteilen hat Eiselsberg die Schicht zwischen Bauchmuskulatur und Bauchfell als Mutterboden gewählt und längere Zeit andauernde Wirkung des Implantates feststellen können. Erdheim beobachtete bei der Überpflanzung von Epithelkörperchen, daß die peritonealwärts gelegenen Teile stets am meisten gelitten hatten, bedingt durch die besondere Eignung des Bauchfelles zur Resorption. Diese Eigenschaft des Peritoneums ist auch von anderer Seite beschrieben worden; es hatten auch eigene Versuche zur Feststellung bestimmter Eiweißgifte des Nierengewebes gezeigt, daß in die Bauchhöhle oder in das Netz eingebrachte artgleiche Nierenteile in kürzester Zeit fast spurlos aufgesaugt worden waren. Daß das Bauchfell nach dem Mitgeteilten nicht als geeigneter Implantationsort erschien, ist verständlich.

Das Unterhautzellgewebe hat bekanntlich ebenfalls starke resorbierende Eigenschaften, die für die Erhaltung eingebrachter Organteile eine entschiedene Gefahr bedeuten und deshalb auch dieses Gewebe als Mutterboden ausschließen ließen. Die Überpflanzung in die Diaphyse oder Metaphyse der Röhrenknochen, in Nieren, Leber, Milz oder Gehirn, Organe, die als Einpflanzungsort bei freien Transplantationen anderer Drüsen schon gewählt worden waren, erschien von vornherein, vor allem durch die Schwere des zur Einpflanzung notwendigen Eingriffes, ausgeschlossen; für die Einheilung und Erhaltung eines eingepflanzten Organstückes erscheint es, wie erwähnt wurde, als weitere Vorbedingung, ein biochemisch möglichst indifferentes Gewebe zu wählen, um das Transplantat nicht durch die im Mutterboden sich abspielenden Prozesse zu schädigen, die bei kompliziert aufgebauten Geweben unvermeidlich sind. Auch aus diesen Erwägungen entfiel die Wahl auf eines der früher angeführten Gewebe. Steinach hat bei seinen Keimdrüsenüberpflanzungen die Muskulatur als Mutterboden gewählt und eine jahrelange Tätigkeit des Implantates beobachtet. Der Muskel besitzt eine besondere Eignung für rasche flächenhafte Verklebung mit eingebrachten Gewebsteilen und die Fähigkeit zur raschen Entwicklung kapillarer Gefäße, Erfahrungen, die im Tierexperiment und bei Operation beim Menschen oft bestätigt wurden. Auch für die Überpflanzung von Keimdrüsen erschien deshalb die Muskulatur als der geeignetste Boden, als das Gewebe, das am ehesten eine Erhaltung des Implantates erwarten ließ. Die Muskulatur in einer Gegend, die eine Ruhestellung leicht möglich macht, die vor Traumen geschützt ist, wurde als Implantationsort auf Grund aller erwähnten Erwägungen gewählt. Die Oberfläche des Musculus obliquus entsprach diesen Anforderungen, dieser Muskel ist meist gut entwickelt, die Unterbauchgegend vor Traumen leicht zu schützen. War nun diese Frage erledigt, so mußte in weiterer Folge die anzuwendende Technik bis in die kleinsten Details überdacht und ausgearbeitet werden. Das Hauptaugenmerk wurde auf eine genügend starke primäre Verklebung gelegt; je schneller und fester diese zu erzielen war, desto größer war die Möglichkeit einer genügenden Ernährung und eines raschen Einwachsens von Gefäßen in das eingepflanzte Gewebe. Die exakteste und minutiöseste Blutstillung war notwendig, um auch die kleinste Sickerblutung zu verhüten, die das Transplantat vom Mutterboden abheben und zu Granulationsbildung führen könnte, die die Resorption ermöglicht. Das Hodengewebe, das infolge seines Baues der Aufsaugung wenig Widerstand leisten kann, mußte geschützt werden. Wenn auch einerseits ein inniger Kontakt zwischen dem wundgemachten Muskel und dem Keimdrüsengewebe notwendig war, so mußte diese Vereinigung nur auf eine relativ kleine Fläche beschränkt werden, damit der größere Anteil der Keimdrüsen durch seine bindegewebige Eigenhülle sich gegen die Aufsaugung, in der Zeit bevor die Neubildung von Gefäßen von der Basis her zustandegekommen war, wehren konnte. Es war deshalb zweckmäßig, den Hoden in zwei Hälften zu teilen und mit der Schnittfläche auf den Muskel aufzusetzen, um auf diesem Wege die Keimdrüsenhälfte von der Basis her mit dem Muskel in Kontakt zu bringen, die übrigen Anteile aber durch die bindegewebige Eigenhülle vor der Aufsaugung zu bewahren. Diese Momente waren die wichtigsten und richtunggebend für die bei der Implantation anzuwendende Technik.

b) Wahl des Implantationsmaterials.

Eine weitere Frage, von der die Ausführung von Transplantationen abhing, lag in der Erlangung von geeignetem Implantationsmaterial. Die Indikation zur Entfernung normaler menschlicher Hoden ist eine äußerst seltene, die nur bei Verletzungen oder ganz besonders komplizierten Bruchoperationen hie und da gegeben ist. Die Konservierung eines solchen Organes ist möglich, doch nur für eine beschränkte Zeit und ist für die Dauerwirkung des Implantates ungünstig. Es mußte überlegt werden, welche Art von Keimdrüsen Anlaß zur Entfernung geben können und ob diese zu diesem Zwecke brauchbar wären. Kryptorche Hoden können dem Erwachsenen so heftige Beschwerden bereiten, daß Grund gegeben ist, ein solches Organ entfernen zu müssen. Jeder beschäftigte Chirurg hatte öfters Gelegenheit gehabt, kryptorche Hoden zu operieren; diese wurden im besten Falle zu histologischen Studien verwendet, häufig aber als unbrauchbar vernichtet. Gerade diese Organe erschienen unter gewissen Vorbedingungen durch ihren histologischen Aufbau als Transplantate geeignet.

Bouin und Ancel haben bei Säugetieren kryptorche Hoden untersucht und gefunden, daß die Samenkanälchen solcher Hoden keine Samenzellen, sondern nur Sertolische Zellen enthalten; die Zwischenzellen sind gewöhnlich gut ausgebildet. Die Tiere mit doppelseitigen kryptorchen Hoden waren zwar steril, hatten aber einen normalen, eher gesteigerten Geschlechtstrieb. Tandler und Grosz haben in größeren Reihen kryptorche Hoden untersucht und gezeigt, daß sich diese schon makroskopisch durch ihre geringere Größe, schlaffere Konsistenz und durch das breite Mesorchium von normalen unterscheiden. Tandler wie die oben zitierten Autoren fanden, daß bei kryptorchen Pferden der Geschlechtstrieb bei vollkommener Sterilität dieser Tiere (Klopfhengste) besonders stark entwickelt sei. Diese Beobachtung wurde auch von Nielsens bestätigt, der feststellte, daß sich im ektopischen Hoden des Pferdes niemals Spermatogenese nachweisen lasse; die Tubuli zeigen einen embryonalen, bzw. infantilen Zustand.

Beim Menschen wurde der Kryptorchismus von Hunter zuerst beschrieben und von späteren Autoren gezeigt, daß die sekundären Geschlechtsmerkmale auch bei beiderseitiger Hodenektopie im vollen Maße entwickelt sein können, abhängig davon, ob genügend inkretorisch funktionierende Substanz da ist; im entgegengesetzten Falle kommt es zum Eunuchoidismus. Im kryptorchen Hoden des Menschen wurde von Felizet und Branca, und zwar bei Hoden von Knaben im Alter von 4 bis 14 Jahren, das Fehlen der Spermatogenese beobachtet. Das Epithel der Kanälchen war gegenüber den embryonalen Zuständen unverändert, dagegen war das interstitielle Bindegewebe gewuchert. Auch Tandler hat unter 20 kryptorchen Hoden nicht einen einzigen finden können, bei dem sich Spermatogenese fand. Er beschrieb kryptorche Hoden im frühen Kindesalter, und zwar aus dem zweiten und sechsten Lebensjahre, bei denen die großen Interstitien zwischen den einzelnen Kanälchenquerschnitten auffielen, die erheblich größer als bei normalen Individuen waren. Das Zwischengewebe selbst bestand aus Bindegewebe, in dem stellenweise typische Leydigsche Zellen eingelagert waren. Im Kanälchenepithel kam es zur Bildung von Hohlräumen, in deren Mitte sich ein großer Bläschenkern mit einem schmalen protoplasmatischen Zellsaum befand. Diese Hohlräume waren nach der Auffassung von Tandler und Grosz durch Protoplasmaschrumpfung entstanden und besaßen große Ähnlichkeit mit Ureiern. In der Pubertät bietet der kryptorche Hoden ein wesentlich verändertes Bild, die Kanälchen sind weiter, ihr Inneres ist von großen, blasigen Zellen, die große, gleichmäßig gebaute Kerne besitzen, erfüllt. Die Lamina propria der Kanälchen erscheint verdickt, im Zwischengewebe finden sich gut ausgebildete Inseln Leydigscher Zellen. Beim 20- bis 30jährigen Mann ist die Wand der Kanälchen beträchtlich verdickt, die Innenfläche von zahlreichen runden Zellen, welche in 2- bis 3facher Schicht gelegen sind, ausgekleidet. Es hat sich das histologische Bild gegenüber dem der jugendlichen Kryptorchen dadurch verändert, daß der Durchmesser der Kanälchen sich bedeutend vergrößert und die Zellen in seinem Inneren eine beträchtliche Vermehrung erfahren haben. Die Zwischenzellen liegen in deutlich abgrenzbaren Inseln im bindegewebigen Stroma. Stieve faßte die von den beiden Autoren beschriebenen Veränderungen als Folgen der Unterentwicklung mit Regenerationsbestrebungen auf, wie sie von Kyrle bei Hodenschädigungen nachgewiesen wurden. Mit dem Weiterbestehen der das ektopisch liegende Organ treffenden Traumen kommt es mit der Zeit zur Atrophie, die sich durch hyaline Verdickung der Gefäßchenwand, vollkommenen Schwund des Keimepithels und fibröse Entartung des Stromas kenntlich macht.

Bouin und Ancel haben die schon früher erwähnten interessanten und für diese Frage wichtigen Versuche an einseitig kryptorchen Schweinen ausgeführt; sie entfernten bei den betreffenden Tieren den gesunden Hoden und konnten daraufhin in dem ektopischen Organ eine Wucherung der Zwischenzellen bei unverändertem Inhalt des Keimepithels feststellen. Ähnliche Versuche führte Sand an Meerschweinchen und Kaninchen aus. Er erzeugte experimentell Kryptorchismus, entfernte das andere gesunde Organ und konnte eine Hypertrophie des ektopischen Hodens feststellen, die hauptsächlich durch Vermehrung des Zwischengewebes bedingt war. Die Sertolischen Zellen waren in den größtenteils atrophischen Samenkanälchen nicht vermehrt.

Kyrle hat bei experimenteller Kryptorchie von Hunden den histologischen Bau dieser Organe studiert und gefunden, daß es durch Verlagerung eines funktionierenden Testikels in die Bauchhöhle möglich sei, denselben in einen atrophischen Zustand zu versetzen, der histologisch nicht nur durch den Schwund der Spermatogenese charakterisiert ist, sondern gelegentlich ähnlich wie beim Menschen hyaline Wandverdickung der Kanälchen zeigt. Die Zwischenzellenvermehrung ist eine reichliche, es kommt zu haufenförmiger Zwischenzellengruppierung, kurz zu allen jenen histologischen Verhältnissen, wie wir sie bei der menschlichen Kryptorchie finden. Kyrle nahm an, daß die Veränderungen im kryptorchen Hoden als traumatische Atrophie des Testikels aufzufassen wären.

Aus den histologischen und experimentellen Untersuchungen über kryptorche Hoden ergab sich, daß diese Organe unter bestimmten Voraussetzungen innersekretorisch eine vollkommen ausreichende Wirkung entfalten können, und durch ihren resistierenden Bau der Resorption schwerer zugänglich sind als der normale Hoden; deshalb erschien die Wahl dieser Organe als Transplantationsobjekte gerechtfertigt. Die Wertigkeit eines solchen Organes läßt sich eindeutig nur durch die histologische Kontrolle feststellen, bei entsprechender Erfahrung aber wird auch der makroskopische Befund einen ziemlich verläßlichen Anhaltspunkt für die Brauchbarkeit und Verwendbarkeit ergeben. Ein kryptorcher Hoden, von dem wir annehmen können, daß seine innersekretorische Tätigkeit eine ausreichende sein wird und der nicht ein bindegewebig degeneriertes unbrauchbares Organ ist, muß mindestens haselnußgroß sein, von derberer Konsistenz, die Spannung der Albuginea muß prall sein und der Querschnitt muß eine graurötliche Farbe haben, ähnlich der des normalen Hodengewebes. Keimdrüsen dieser Beschaffenheit, nur stammend von Menschen mit einseitiger Kryptorchie, bei Intaktheit des anderen Organes, dürfen verwendet werden. Ektopische Hoden erwachsener Menschen mit beiderseitiger Kryptorchie sind meistens funktionsminderwertig und soll auch nur eines dieser Organe niemals entfernt werden, da zu der Erhaltung der Sexuszeichen gewöhnlich beide unbedingt notwendig sind. Die Entfernung des einseitig kryptorchen Hodens kann des öfteren indiziert sein. Verkürzung der Samenstranggebilde, begleitende Hernien, häufige Inkarzerationen, wie Schmerzen, die durch den Druck der Muskulatur auf den ektopischen Hoden verursacht werden, sind Grund zu einem operativen Vorgehen. Die Erfahrung hat gezeigt, daß eine Reposition des ektopischen Testikels in den Hodensack beim Erwachsenen selten mit intakter Erhaltung des Organes möglich ist. Wenn nur durch übermäßigen Zug oder durch die Notwendigkeit der Fixation des Testikels selbst im Skrotum eine Reposition möglich wird, dann ist mit größter Wahrscheinlichkeit mit einer Atrophie des Organes zu rechnen. Nur bei jugendlichen Individuen vor der Pubertät kann man hoffen, durch eine vorsichtige, das Organ schonende Methode eine normale Lage mit Erhalten der Funktion zu bekommen. Es ist deshalb von vornherein aussichtslos, solche Versuche beim Erwachsenen zu machen. Eine Reposition des kryptorchen Hodens in die Bauchhöhle ist unzweckmäßig, da sowohl die Möglichkeit einer Degeneration, wie insbesondere einer Infektion, sei es durch Gonorrhoe oder eine andere, von der Harnröhre ausgehende Erkrankung, zu außerordentlich unangenehmen und komplizierten Vorgängen bei einem in die Bauchhöhle reponierten Hoden führen kann.

Tierversuche haben gezeigt, daß die Implantation eines Testikels bei normaler Lage der anderen in kurzer Zeit eine Resorption des Transplantates zur Folge hat. Versuche bei Menschen mit einseitigem Kryptorchismus ergaben ebenfalls, daß der dem Träger implantierte eigene kryptorche Hoden bei Bestehen eines zweiten normalen rasch resorbiert wird, eine Beobachtung, die keine Zufälligkeit ist, sondern bedingt wird durch die inkretorische Funktion der normalen Keimdrüse. Diese Feststellungen waren mitbestimmend für die Möglichkeit der Verwendung einseitig kryptorcher Hoden bei Transplantationen.

Ein weiteres Material zu Transplantationszwecken bieten Keimdrüsen, die bei mißlungenen Hernienoperationen derart in der Rezidivnarbe fixiert sind, daß die Radikaloperation nur mit Resektion des Testikels möglich erscheint. Ist die Rezidivoperation der Hernie unbedingt notwendig, dann wird in einem solchen Falle der Kranke das eine Organ opfern müssen und dieses kann mit dessen Einwilligung als Implantat Anwendung finden. Normale Hoden kamen ebenfalls als Transplantate zur Verwendung, aber einzig und allein in den Fällen, bei denen ein Verwandter, der Vater, der Bruder oder ein Vetter, in selbstloser Weise sich zur Verfügung gestellt hatte, eine ihrer Keimdrüsen zu opfern. Es waren durchwegs Fälle, deren Kastrationsfolgen derart schwere waren, daß deren Verwandte sich zu diesem Opfer entschlossen. Man kann auch in die Lage kommen, in ähnlichen Situationen sich nur mit einem Teil einer Keimdrüse begnügen zu müssen, und man kann den gewünschten Zweck erreichen, ohne daß dem Spender ein Schaden erwachsen muß, denn Tierexperimente wie Beobachtungen am Menschen haben gelehrt, daß Hodenresektionen ohne Einfluß auf inkretorische wie spermatogenetische Funktion des Hodenrestes sein können. Die partielle Hodenresektion wird in einzelnen Fällen die Methode sein, die, ohne den Spender zu schädigen, ihren Zweck erfüllen kann, nur dürfen nicht kleine Scheiben in Anwendung kommen, sondern ein Teil eines Hodenpoles mit der ihn schützenden Albuginea, um eine Resorption zu verhindern.

Bei Überpflanzung von Organen bietet die Verwandtschaft zwischen Spender und Empfänger desto bessere Aussichten des Erfolges, je näher diese ist; bei der Hodentransplantation darf, wie die eigenen Erfahrungen gelehrt haben, diesem Moment keine solche Bedeutung beigelegt werden, da in der überwiegenden Mehrzahl der Fälle Organe ganz fernstehender Menschen zur Verwendung kamen, einheilten und Dauerwirkung entfalteten. Die Möglichkeit, menschliches Implantationsmaterial, das den früheren Ausführungen entspricht, zur Verfügung zu stellen, wird immer eine beschränkte sein, deshalb sind alle Bestrebungen, die die Erlangung von Implantaten erleichtern, auf den Wert zu prüfen. In einer umfangreichen Arbeit hat Lydston in letzter Zeit über Hodentransplantationen und über die Verwendung von Leichenmaterial zu diesem Zwecke berichtet. Die Organe wurden kurze Zeit nach dem Tode steril entnommen und in einer Kochsalzlösung in den Gefrierkasten gebracht. 8 bis 24 Stunden nachher waren sie nach Angabe des Autors für die Transplantation noch verwendbar; er beschreibt histologische Bilder solcher Testikel, die einige Zeit später zwecks Untersuchung wieder entfernt worden waren, an denen Gefäßneubildung vom Nachbargewebe zur Albuginea beobachtet werden konnte und bei denen das Zwischengewebe erhalten geblieben war.

Lydston transplantiert in das Skrotum, ein Weg, der bei der Möglichkeit der Infektion durch sein Material entschieden der ungefährlichere ist, gegenüber der Einpflanzung auf den Muskel, doch kann auf Grund eigener Beobachtungen dieser Methode eine lange Zeit bestehende Wirkung kaum zugesprochen werden. Die eigenen Erfahrungen mit konserviertem menschlichen Material betreffen drei Fälle, bei denen das Einpflanzungsmaterial durch Operation zwar gewonnen, aber erst einige Zeit nach der Entnahme zur Implantation verwendet wurde. Die Organe wurden sofort nach der Resektion in sterile Kochsalzlösung gebracht, bei zwei Fällen lebenswarm erhalten, bei einem Falle gefroren, bei zwei Fällen innerhalb 30 Minuten, bei einem Falle, und zwar bei dem das gefrorene Material zur Verwendung kam, innerhalb einer Stunde transplantiert. Bei allen drei Patienten waren die überpflanzten Organe nach zwei Monaten vollkommen resorbiert. Diese Beobachtungen sind kein Zufall, sie sind nur eine Bestätigung der eigenen Auffassung, daß eine Dauerwirkung nur durch Übertragung von Mensch auf Mensch lebenswarm erreicht werden kann.

Die Verwertung von Keimdrüsen von Säugetieren wäre für die Stellung der Hodentransplantationen auf eine breitere Basis von größter Bedeutung, da menschliches Material immer nur in beschränkter Menge zur Verfügung stehen wird. Alle Versuche, diese Möglichkeiten zu erweitern, sind zu begrüßen, wenn auch von vornherein gesagt werden muß, daß die gleiche Dauerwirkung wie mit menschlichem Drüsengewebe mit tierischen Organen niemals zu erzielen sein wird.

Stanley hat Widderhoden eingepflanzt und bei einigen Fällen mehrere Monate dauernde Erfolge beobachtet; eigene Versuche in dieser Richtung waren nicht sehr befriedigend und ergaben immer nur eine auf kurze Zeit sich beschränkende Wirkung, die bald zum Schwinden kam. Das uns zur Verfügung stehende Material von größeren Säugetieren, so vom Widder, Schwein oder Stier, wird niemals einen vollen Ersatz für menschliche Keimdrüsen geben können; anders ist es vielleicht mit den Organen menschenähnlicher Affen. Die Versuche Voronoffs, der Schilddrüsen von Affen auf Menschen mit angeblich jahrelanger Wirkung verpflanzt hat, sind eine Aufforderung, die Keimdrüsen solcher Tiere zur Verpflanzung zu verwenden. Uns steht solches Material derzeit nicht zur Verfügung; in früheren eigenen Publikationen über dieses Thema wurde wiederholt die Verwertung von Organen menschenähnlicher Affen angeregt. In letzter Zeit wurde von amerikanischen Autoren über Transplantationen mit Affenhoden berichtet und gute Erfolge mitgeteilt.

Thorek in Chicago hat eine Anzahl von Hodentransplantationen mit Organen von anthropoiden Affen ausgeführt, Dauerwirkung des eingepflanzten Gewebes beobachtet, und konnte zeigen, daß längere Zeit nach dem Eingriff entnommenes Material histologisch ein Degenerieren der Samenkanälchen, ein Wuchern der Zwischensubstanz aufwies.

Retterer und Voronoff berichten ebenfalls über erfolgreiche Transplantationen von Affenhoden. Voraussetzung für die Verwendung eines menschlichen Hodens ist die Feststellung der körperlichen Intaktheit des Trägers. Sowohl durch klinische Methoden wie speziell auf serodiagnostischem Wege muß mit Sicherheit Tuberkulose oder Syphilis ausgeschlossen werden. Es ist angezeigt, Organe von Menschen zu verwenden, die auf der Höhe der Entwicklung stehen, deren sekundäre Geschlechtsmerkmale in vollem Maße ausgebildet sind und deren sexuelle Funktion und Triebrichtung eine normale ist. Das Alter vom 18. bis 35. Lebensjahre ist das geeignetste für diese Zwecke.

c) Die Operation.

Die Überpflanzungen von Keimdrüsen auf den Menschen wurden nach einer Methode ausgeführt, die sich auf die Erfahrungen im Tierversuch und auf Beobachtungen am Menschen stützte und deren Grundbedingungen vom ersten bis zum letzten ausgeführten Eingriff sich nicht geändert hatten. Die Notwendigkeit der unmittelbaren Übertragung vom Spender auf den Empfänger zwecks aussichtsreicher Einheilung ist Ursache, beide Patienten gleichzeitig für die Operation vorzubereiten und im Operationssaale auf zwei Tische parallel zu lagern. Die Entfernung des zu implantierenden Hodens kann in Lokalanästhesie durchgeführt werden, währenddem die Einpflanzung unbedingt in Allgemeinnarkose gemacht werden soll, da Vorversuche gezeigt haben, daß die Injektion von dem bei uns zur Lokalanästhesie verwendeten Novokain-Suprarenin oder auch anderer Anästhesierungsflüssigkeiten einerseits durch die Quellung des Gewebes, anderseits durch ihre chemischen Bestandteile ungünstig auf die Anheilung des überpflanzten Gewebes wirkt. Wird nach Freilegung des einzupflanzenden Hodens dessen Verwendbarkeit festgestellt, und zwar geschieht dies durch die Prüfung der Größe, Konsistenz und Inspektion des Parenchyms nach einem kleinen Einschnitt in die Albuginea, so muß bei dem Empfänger sofort mit der Narkose begonnen werden. Ist diese im Gange, so wird bei dem Empfänger in der Inguinalgegend, ähnlich wie einer Herniotomie, ein Schnitt vom Anulus inguinalis externus beginnend, in etwa 8 *cm* Ausdehnung nach oben sich erstreckend, angelegt, der die Haut und das Unterhautzellgewebe durchtrennt. Jetzt wird der zu implantierende Hoden, der bis dahin an seinen Gefäßen belassen worden war, abgetragen, sorgfältig von Nebenhoden und Samenstrang befreit und in die blutende Inzisionswunde gelegt, die Haut darüber mit zwei Klemmen provisorisch geschlossen. Das Einlegen in die blutende Wunde ist zur Erhaltung der Körpertemperatur angezeigt; die Operation beim Spender wird rasch eventuell vom Assistenten beendigt. Als nächster Akt wird bei dem Empfänger in der anderen Inguinalgegend ein dem ersten identischer Hautschnitt angelegt und die Faszie des Obliquus freigelegt (Abb. 1); dabei ist sorgfältigste Blutstillung wie bei allen späteren Phasen der Operation unbedingte Vorbedingung. Spaltung der Faszie und Exzision eines

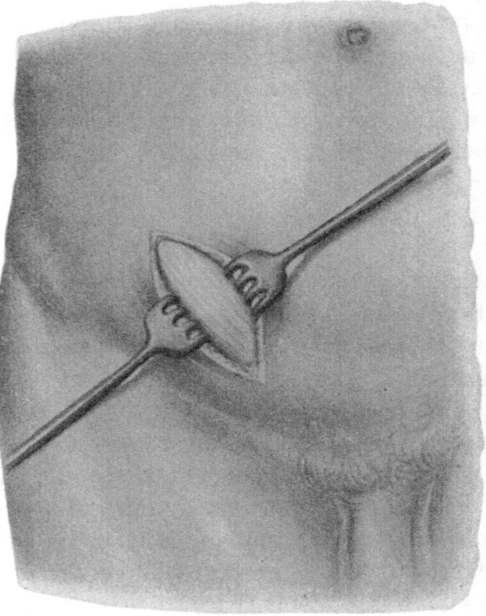

Abb. 1. Freilegung des Musculus obliquus.

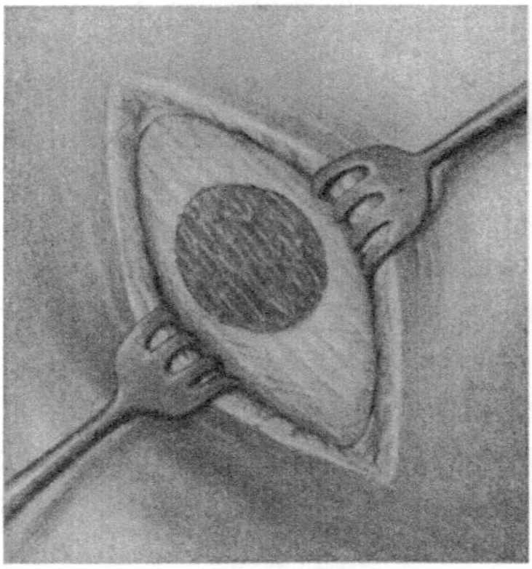

Abb. 2. Exzision eines Fensters aus der Faszie.

zweikronenstückgroßen Fensters zur Freilegung des Muskels (Abb. 2). Erweist sich dieser Muskel als atrophisch oder mit Fett durchwuchert, dann wird der Rektus als Basis herangezogen. Die freigelegte Muskelstelle wird mit einem sehr scharfen, dünnen Skalpel in der ganzen Ausdehnung zart und oberflächlich skarifiziert, ohne daß es zu einer Blutung kommen darf. Jetzt wird der Hoden aus der anderen Wunde vorgeholt und in zwei Hälften senkrecht auf seine Längsachse geteilt, die eine Hälfte mit der Wundfläche auf den skarifizierten Muskel aufgesetzt, die andere wieder in die erste Hautwunde zurückgegeben, um die Abkühlung zu verhüten. Die aufgesetzte Hodenhälfte wird zirkulär durch zarte Katgutnähte oder sehr feine Seidennähte, welche die Muskulatur und die Albuginea fassen, an die Basis fixiert (Abb. 3). Sorgfältigste Blutstillung, Naht des Unterhautzellgewebes, Hautnaht (Abb. 4). Dieselbe Methodik wird auf der anderen Seite durchgeführt.

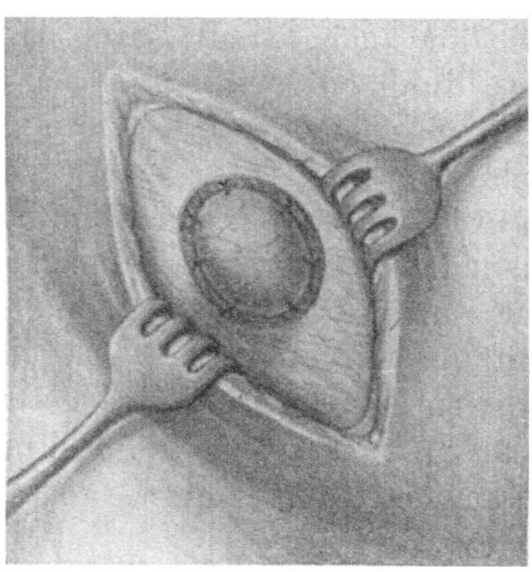

Abb. 3. Fixation der einen Hodenhälfte an den Muskel.

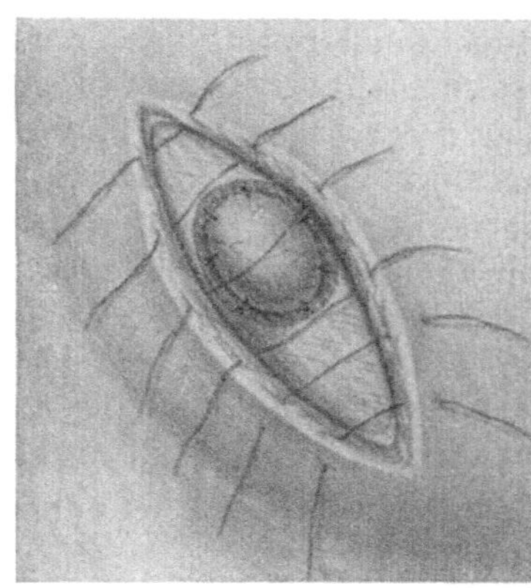

Abb. 4. Bauchdeckennaht.

Der Verband muß recht locker sein und darf auf die Operationsstelle keinen Druck ausüben. Über das Becken wird eine Reifenbahre gestellt, um auch den Druck der Bettdecke auszuschalten, und die Operationsstelle entweder mit leichten heißen Tüchern bedeckt oder zweckmäßiger ein Bogen mit zwei weißen, schwachkerzigen Glühlampen in Tätigkeit gesetzt, um durch dauernde lokale Wärmezufuhr eine stärkere Hyperämisierung und dadurch gute Ernährung des Implantates zu erzielen. Diese Wärmezufuhr ist nur in den ersten 24 Stunden empfehlenswert. Der Kranke soll 14 Tage ruhig liegen, nach dieser Zeit ist mit Sicherheit eine feste Anheilung zu erwarten. Die beschriebene Operationsmethode hat sich bei dem bisher beobachteten Material vollkommen bewährt, in keinem der Fälle kam es zu einer Infektion oder raschen Resorption, dagegen konnte bei einer größeren Reihe der sichere Beweis für die langjährige Wirkung des eingepflanzten Organes erbracht werden.

2. Erfahrungen und Erfolge der Keimdrüsentransplantation.

a) Keimdrüsenverlust und Keimdrüsenatrophie.

Die vollständige Kastration beim erwachsenen Manne bedingt charakteristische Folgeerscheinungen. In dem entwickelten Organismus mit wohlausgeprägten Sexuszeichen und gut funktionierenden Keimdrüsen entsteht nach restloser Entfernung dieser Organe ein Zustand, der zur Rückbildung des Penis und der Prostata, Ausfall der Gesichtshaare, der Haare der Achsel- und Schamgegend, des Rumpfes und der Extremitäten führt; weitere Kennzeichen sind Fettansammlungen an den Brüsten, dem Unterbauch, den Hüften und am Halse. Diese Veränderungen sind die notwendige Folge des Sistierens der inkretorischen Tätigkeit der Keimdrüsen, das entweder bedingt sein kann durch traumatischen Verlust dieser Organe oder durch deren operative Entfernung wegen schwerer Erkrankungen, von denen insbesondere die Tuberkulose und Tumoren die häufigste Ursache bilden. Auch vollkommene Atrophie der Keimdrüsen wurde bei Erwachsenen im Anschluß an Infektionskrankheiten und manche Verletzungen beobachtet. Achard und Demanche berichten über einen 26jährigen Mann, der im 25. Lebensjahr durch einen Stoß in die Skrotalgegend eine vollkommene Atrophie der Hoden bekommen hatte. Als Folgezustand trat Ausfall der Bart- und Körperhaare, Abnahme der Muskelkraft, Abnahme der Libido, Fettanhäufung an den Brüsten und an den Nates auf.

Gallavardin und Rebattu beschrieben einen 26jährigen Mann, der im 18. Lebensjahr einen Stoß in die Skrotalgegend erlitt und bei dem sich im Anschluß an diese Verletzung eine Atrophie beider Hoden entwickelt hatte. Es bildete sich ein Überwiegen der Unterlänge über die Oberlänge aus, die distalen Epiphysenfugen von Radius und Ulna blieben offen, die früher männliche Stimme wurde schrill, die Haut war sehr weiß, zart, der Penis schrumpfte ein, die Libido verschwand, der Kranke wurde vollkommen impotent. Cordier und Francillon erwähnen einen 29jährigen Mann, der durch ein Trauma im 25. Lebensjahr eine Atrophie beider Hoden erlitten hatte, mit folgender Genital- und Prostataatrophie und fast vollkommenem Schwinden der sekundären Geschlechtscharaktere. Stieda teilt die Krankengeschichte eines 30jährigen Mannes mit, der im 15. Lebensjahr durch Quetschung eine beiderseitige Hodenatrophie bekam. Auch bei diesem Manne kam es zu fast vollkommenem Verschwinden der sekundären Geschlechtscharaktere. Einen ähnlichen Fall beschrieb Riedinger. Falta hat einen 42jährigen Mann beobachtet, bei dem sich vier Jahre vorher nach einer beiderseitigen Hernienoperation eine beiderseitige Hodenatrophie entwickelt hatte; die Libido verschwand und die sekundären Geschlechtscharaktere kamen zur Rückbildung. Auf Grundlage von Infektionskrankheiten, wie Syphilis, Gonorrhoe und Mumps, kann es zur Atrophie beider Keimdrüsen kommen und deren Konsequenz ebenfalls ein Schwinden der Sexuszeichen sein. (Charcot, Lereboullet, Duprès, Gandy u. a.) Larrey sah bei Soldaten, die den Feldzug Napoleons in Ägypten mitgemacht hatten, eine Atrophie der Hoden entstehen, an die sich eine Rückbildung des Penis, Verschwinden der Libido und der Potenz, Ausfall der Scham- und Achselhaare, Bildung einer Fistelstimme, Schädigung der Intelligenz und psychische Störungen anschlossen. Larrey nahm als Ursache dieser Veränderungen die Schädlichkeit des Klimas und Alkoholismus an. Gandy berichtet über drei Fälle von Späteunuchoidismus und glaubt als Ursache der Erkrankung einen Dysthyreoidismus annehmen zu dürfen. Claude und Gougerot beschreiben eine Anzahl von Kranken mit Kastrationssymptomen, deren Ursache sie auf eine Insuffizienz der endokrinen Drüsen zurückführen. Der Späteunuchoidismus ist fast ausschließlich bei Männern beobachtet worden. Die Veränderungen am Genitale sind nicht als bloße Atrophie aufzufassen, sondern als direkte Rückbildung. Die Hoden können kirschen-, ja erbsengroß werden, es kommt zur vollständigen Impotenz, zum vollständigen Schwinden der Libido, die Haut des Gesichtes wird blaß, zart, oft gedunsen, die Körperhaare können vollkommen ausfallen, auch der Schnurrbart und Backenbart kann schwinden, ebenso die Achselhaare, die Haare am Skrotum und Perinäum, selbst an der Peniswurzel. Die Stimme wird zur Fistelstimme, im Laufe der Zeit kommt es zur Fettanhäufung am Halse, der Brust, den Nates, Unterbauch und Oberschenkeln. Die Zunahme dieses Fettansatzes erfolgt teils durch eine Herabsetzung des Stoffwechsels und eine verringerte Verbrennungsenergie der einzelnen Zellen, teils durch die veränderte Lebensgewohnheit, größere Ruhe, Trägheit, Wegfall des geschlechtlichen Reizes. Lüthje und v. Noorden nehmen auf Grund von Tierexperimenten letzteres an. Löwy und Richter zeigten an kastrierten Hunden, daß nicht unmittelbar nach der Kastration, sondern erst längere Zeit nachher eine Reduktion des Gaswechsels mit dem Rückgang des Sauerstoffverbrauches einherging und parallel damit eine Gewichtszunahme. Daß es wirklich der Ausfall der Eierstöcke war, der diese Wirkung hatte, konnten Löwy und Richter durch Darreichung von Oophorin beweisen. Wenn $2^1/_2$ bis 3 Monate nach der Kastration diese Substanz gegeben wird, kann die Verminderung des Gaswechsels nicht nur aufgehoben werden, sondern die Gaswechselwerte steigen über das ursprüngliche Maß bedeutend; bei nicht kastrierten Tieren hat das Oophorin keine Wirkung. Kastration männlicher Hunde ergab ebenfalls eine Verminderung des Sauerstoffverbrauches. Die Darreichung von Hodensubstanz oder Spermin konnte aber den Gaswechsel nach der Kastration nur in geringem Maße in die Höhe treiben, dagegen war die Wirkung des Oophorins auch beim männlichen kastrierten Hunde eine außerordentlich intensive, während Hodensubstanz beim weiblichen kastrierten Tiere keinen Einfluß auf den Gaswechsel hatte. Zuntz hat analoge Versuche am Menschen angestellt, vor allem bei kastrierten Frauen, und kam zu folgenden Resultaten: Bei drei Frauen, bei denen die Ovarien entfernt worden waren, zeigte eine in der ersten Woche nach der Kastration eine Herabsetzung des respiratorischen Stoffwechsels. Zwei wegen Osteomalacie kastrierte Frauen wiesen längere Zeit nach der Operation eine geringe Herabsetzung des respiratorischen Stoffwechsels auf. Bei zwei Eunuchoiden waren die Werte für den respiratorischen Stoffwechsel denen gleich schwerer normaler Individuen gleich. Eine Steigerung des Stoffwechsels konnte bei keiner dieser Gruppen durch Oophorin erzielt werden. Curatuli und Tarulli konnten im Tierexperiment nach der Kastration im Harn keine Veränderung der Stickstoffausscheidung feststellen, ebenso Falk, Mossé und Oulié. Matthes beobachtete bei einer Frau nach der Kastration eine Herabsetzung der Stickstoffausscheidung im Harn und Stuhl. Diese Beobachtungen haben gezeigt, daß der Verlust der Keimdrüsen bei erwachsenen Menschen eingreifende Veränderungen im Organismus zur Folge hat, die sich vor allem in der Rückbildung der somatischen Sexuszeichen bemerkbar machen, die aber auch durch die Änderung des Stoffwechsels zur Entwicklung von Fett an charakteristischen Stellen führen.

Dieser physischen Metamorphose schließen sich auch psychische Erscheinungen an, die besonders rasch bei operativem oder traumatischem Verlust der Organe zur Entwicklunng kommen, bei der langsam entstehenden Atrophie dagegen erst nach und nach sich ausbilden. Das Charakteristische dieses Zustandes sind depressive, melancholische Stimmungen, mangelndes Interesse an der Außenwelt, Verminderung der Energie, rasche Ermüdbarkeit bei geistigen Anstrengungen, Unlust zur Arbeit, Lebensüberdruß.

Die klinische Beobachtung des eigenen Materiales konnte die in der Literatur niedergelegten Berichte ergänzen und bestätigen; bei allen Kranken traten die beschriebenen physischen und psychischen Folgeerscheinungen teilweise oder vollkommen auf.

Der Grad der Rückbildung der Sexuszeichen war abhängig von dem Zeitraum, der seit dem Verluste der Keimdrüsen verflossen war. Die zuerst sich entwickelnden Ausfallserscheinungen waren psychischer Art, depressive Stimmungen verschiedener Form, Beherrschung des Denkens durch den erlittenen Unfall; die körperlichen Erscheinungen kamen erst einige Wochen nach der Kastration zur Entwicklung. Die Gesichtshaare fingen etwa nach der 3. Woche an auszufallen, ebenso die Haare am Rumpf, den Extremitäten und in der Schamgegend

(Abb. 5 und 6), bei einzelnen Kranken trat auch ein beträchtlicher Ausfall der Kopfhaare ein. Die Muskulatur des Stammes und der Extremitäten war nach 8 bis 10 Wochen sichtlich schwächer geworden, und nach diesem Zeitraum sah man an den bekannten Stellen Fettanhäufungen sich bilden. Am äußeren Genitale war nur bei den Fällen, die im jugendlichen Alter die Keimdrüsen verloren hatten, eine deutliche Rückbildung zu beobachten, im geringeren Maße bei Erwachsenen, bei denen ein jahrelanger Zwischenraum zwischen Kastration und Eintritt in die Beobachtung gelegen war; bei diesen Kranken waren auch charakteristische Veränderungen der Haut zu sehen. Bei allen zur Beobachtung gekommenen Fällen war der Einfluß der Keimdrüsentätigkeit auf die Prostata wahrzunehmen; der

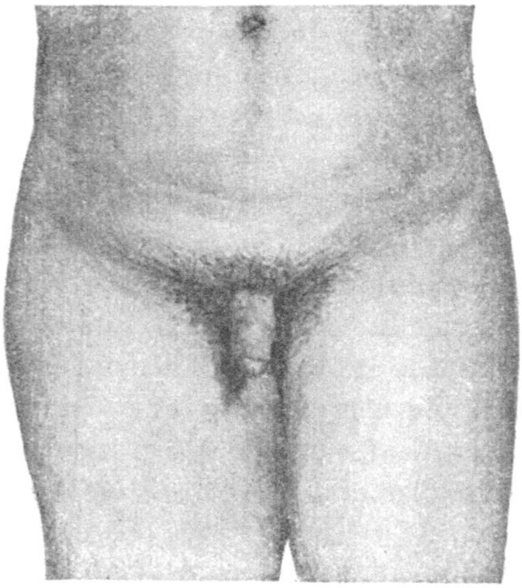

Abb. 5. Behaarungstypus vor der Operation.

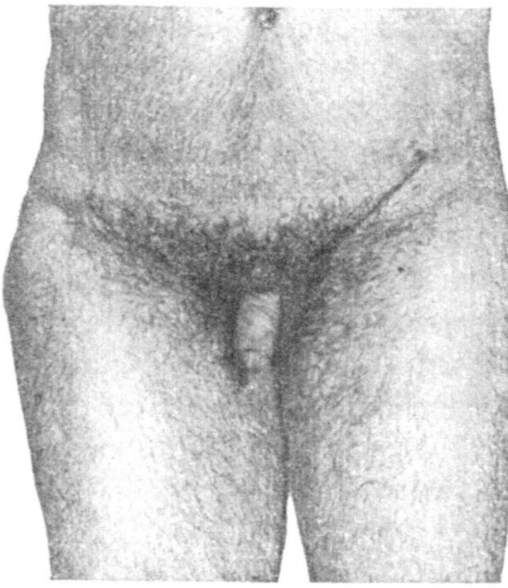

Abb. 6. Behaarungstypus $^1/_2$ Jahr nach der Operation.

intakte Bestand, die ungestörte Funktion dieses Organes, ist abhängig von der endokrinen Tätigkeit jener Organe. Fällt diese aus, dann kommt es ausnahmslos zur Rückbildung der Vorsteherdrüse, und zwar sowohl beim jugendlichen wie beim erwachsenen Manne. Das Organ verliert anfangs seine Turgeszenz, die Sekretproduktion wird geringer und mit der Zeit wird auch das Volumen sichtlich kleiner. Dieser Zusammenhang zwischen Prostata und Keimdrüsen war ein wertvolles Symptom für die Beurteilung der Tätigkeit der eingepflanzten Keimdrüse. Ebenso wie in der beschriebenen Weise die Rückbildung beobachtet werden konnte, genau so war nach der Wiedereinpflanzung die Regeneration festzustellen. Die Folgen der vollkommenen Kastration beim erwachsenen Menschen sind, wie aus dem Angeführten ersichtlich ist, eingreifende, die Physis und die

Psyche außerordentlich beeinflussende, ganz besonders dort, wo das Individuum in der Vollmännlichkeit bei vollkommener Gesundheit plötzlich die Keimdrüsen verloren hatte. Es wurden seit dem Jahre 1915 sieben Fälle wegen vollkommener Kastration operiert, bei denen eine Beeinflussung durch den Eingriff erzielt werden konnte.

Krankengeschichten.

Fall I. Leopold M., Gefreiter, 29 Jahre alt, aufgenommen am 7. Juli 1915 auf die erste chirurgische Abteilung des Reservespitals I in Wien.

Verwundet am 13. Juni 1915 beim Sturmlauf durch einen Gewehrschuß in den linken Oberschenkel. Einschuß 2 *cm* oberhalb des äußeren Endes der Genitokruralfalte, Ausschuß an der Innenseite des linken Oberschenkels unterhalb der Ansatzstelle der Adduktoren. Das Geschoß war ein Explosivgeschoß, das nach Angabe des Mannes nach dem Austritt aus dem Oberschenkel explodierte und den Hodensack wie beide Hoden und die Urethra schwer beschädigte. Der Kranke ging in seinen Unterstand zurück, blieb dort eine Zeitlang liegen, wurde später auf den Hilfsplatz getragen, verbunden und von da in ein stabiles Spital gebracht. Er bemerkte, daß beim Urinieren der größte Teil des Harnes sich durch die Wunde im Hodensack entleerte und nur ein geringer Teil auf normalem Wege ausgeschieden wurde. Im Spital wurde eine Zertrümmerung und Gangrän beider Hoden und Verletzung der Urethra festgestellt. Am nächsten Tage wurden wegen hohen Fiebers und drohender Allgemeininfektion beide grangränösen Hoden entfernt.

Wenige Tage nach Entfernung der Testikel schwand das Fieber und die Eiterung nahm ab, der Kranke urinierte jetzt fast den ganzen Harn durch die perineale Wunde. Seit der Verletzung war seine Libido stark herabgesetzt; er hatte nur in den ersten 14 Tagen zweimal leichte Erektionen bei erotischen Gesprächen seiner Nachbarn.

Status praesens: Großer, kräftiger Mann, die inneren Organe normal. Am Perinäum präsentiert sich eine handtellergroße granulierende Wunde, die den der vorderen Wand beraubten Hodensack darstellt; dieser ist leer, von den Testikeln nirgends ein Rest zu finden; in den beiden oberen seitlichen Winkeln der Wunde sieht man die granulierenden Stümpfe der beiden ligierten Samenstränge, in der Mitte liegt die Urethra frei, in deren vorderen Wand ist eine 1 *cm* große Lücke. Prostata per rectum von normaler Größe und normaler Konsistenz; der mittels Katheter entleerte Harn klar. Zur Schließung der Urethralwunde wird ein Verweilkatheter eingelegt. Im Laufe der nächsten 14 Tage reinigt sich die Wunde vollkommen und beginnt sich zu epithelisieren; die Fistelöffnung ist geschlossen, so daß der Katheter entfernt werden kann. Patient steht auf und uriniert auf normalem Wege.

Der Kranke zeigt eine entschiedene Teilnahmslosigkeit gegenüber seinen Kameraden wie auch gegen die Vorgänge im Krankenzimmer; er liest nicht und zeigt auch für die Kriegsereignisse gar kein Interesse. Auf Befragen gibt er an, absolut keine Libido und keine Erektion mehr zu haben. Die genaue Beobachtung zeigte, daß bis zum 31. August, also durch fast 6 Wochen, eine Erektion nicht mehr auftrat, und daß trotz verschiedener beabsichtigter Anlässe jede Libido fehlte. Der Kranke saß meistens bei seinem Bette oder am Fenster, aß sehr reichlich, schlief viel und arbeitete nichts.

Die physischen Folgen des Verlustes beider Hoden manifestierten sich in einer auffallenden Zunahme des Fettansatzes, die nach zirka 6 Wochen, besonders ausgeprägt am Halse, zuerst in Erscheinung trat und dem Kranken einen merkwürdigen, stupiden Ausdruck verlieh. Die Barthaare, insbesondere der Schnurrbart, fielen fast ganz aus, die Behaarung am Körper nahm ab, am auffallendsten war dies an der Linea alba, die fast haarlos wurde, so daß die Schamhaare sich horizontal von der Bauchhaut abgrenzten. Die Prostata erwies sich anfangs als scheinbar nicht verändert, 8 Wochen nach der Verletzung war eine deutliche Rückbildung des Organes nachweisbar.

Diese physischen und psychischen Veränderungen waren Folgen der Verletzung. Fast identische und noch ausgeprägtere Kastrationsfolgen zeigte ein zweiter Fall, der einige Zeit später auf die Abteilung aufgenommen wurde, jedoch mangels Materials nicht operiert werden konnte. Der sehr intelligente Patient, ein 28jähriger Oberleutnant, wurde am 4. August 1915 durch zwei Gewehrschüsse in die Hoden derart verletzt, daß ihm diese am 10. August in einem Feldspital entfernt werden mußten.

Der Kranke zeigte nach ungefähr 2 Monaten eine auffallende Adipositas, der Schnurrbart wie die Haare an den Füßen und an der Brust waren bis auf kleine Reste ausgefallen, die Schambehaarung hatte den Kastratentypus angenommen. Jede Erektion wie jede Möglichkeit eines Koitus sind seit der Verletzung geschwunden. Der Kranke hat zeitweise gewisse Aufregungszustände, die ihn sehr erschöpfen und ihm nächtelang den Schlaf rauben. Sein Zimmerkamerad gab an, daß er fast allnächtlich aus dem Schlafe schrie, dann aufkam und stundenlang vor sich hingrübelte. Der Kranke hatte einige Male Suizidversuche gemacht. Die Transplantation konnte zu dieser Zeit, wie erwähnt, mangels geeigneten Materials nicht ausgeführt werden.

Der Zufall brachte es mit sich, daß ein 40 Jahre alter Soldat zwecks Operation einer linksseitigen Kryptorchie, kompliziert durch eine Hernie, an die Abteilung gewiesen wurde. Häufige schmerzhafte

Inkarzerationen waren Indikation für die Entfernung des Hodens, da die starke Verkürzung des Samenstranges eine Fixation dieses im Skrotalsack von vornherein ausschloß. Die exakte Untersuchung des Mannes, die Feststellung der körperlichen Intaktheit, des Freiseins von Syphilis und Tuberkulose erlaubten die Verwendung des Hodens zur Transplantation.

30. August 1915 Operation: Zuerst wurde der Patient mit Leistenhoden narkotisiert, die Hernie in typischer Weise nach Bassini geschlossen und der Testikel im Zusammenhang mit seinen Gefäßen so isoliert, daß eine rasche Abtragung möglich war. Inzwischen war der andere Patient narkotisiert und vorbereitet. Nun wurde bei diesem in der rechten Inguinalgegend ein Hautschnitt wie zu einer Herniotomie gemacht. Bei dem anderen Patienten wurde der Hoden abgetragen und in die Hautwunde des zu Implantierenden gelegt, um die Körpertemperatur zu erhalten, und jetzt wieder rasch die Hernienoperation beendigt. Von dem etwa kleinzwetschkengroßen Hoden wurde die Epididymis reseziert und dieser in zwei Hälften geschnitten. Nach Freilegung und Spaltung der Faszie des Obliquus externus wurde der Muskel an einer kronenstückgroßen Stelle durch zarte Skarifikationen wund gemacht und die eine Hodenhälfte mit der Wundfläche auf diese Muskelstelle aufgesetzt. Durch zarte Katgutnähte, die die Albuginea rings an den Muskel fixierten, und eine Naht, die seitlich den Muskel faßte, dann durch die Kuppe des Hodens ging und wieder einen Teil des Muskels faßte und über der Spitze des Hodens zart geknüpft wurde, war ein inniger Kontakt zwischen Hodenwundfläche und dem skarifizierten Muskel hergestellt. Die Faszie wurde nicht genäht, um jeden die Ernährung des Transplantates störenden Druck auf den Hoden zu vermeiden. Die Hautwunde wurde durch Naht vollkommen geschlossen. Dieselbe Operation wurde auf der anderen Seite mit der anderen Hodenhälfte ausgeführt. Reaktionsloser Verlauf. In den ersten 24 Stunden wurden fortwährend heiße Tücher auf den Verband gelegt, um eine Hyperämie dieser Partie behufs bestmöglicher Durchblutung zu erzielen.

Am 6. September (7 Tage nach der Operation) beobachtete der Kranke morgens vor dem Urinieren eine leichte Erektion; in den nächsten Tagen traten die Erektionen mit verstärkter Intensität auf, und zwar sowohl bei Tag als auch bei Nacht. 10 Tage nach der Operation stand der Kranke auf. 14 Tage nach dem Eingriff gab der Kranke freudig erregt an, daß seine Libido wieder da sei und daß er sich ungemein frisch und wohl fühlte; er hatte erotische Träume mit kräftigen Erektionen. Das Beisammensein mit weiblichen Individuen löste Libido wie Erektionen aus. Um sich zu überzeugen, ob ein Koitus ausführbar sei, wurde dem Kranken, vier Wochen nach dem Eingriff, ein Urlaub in seine Heimat (er ist Bauer in einem kleinen

Orte) gegeben. Nach seiner Rückkehr am 21. Oktober gab er an, sich geschlechtlich sehr kräftig zu fühlen, einige Male koitiert zu

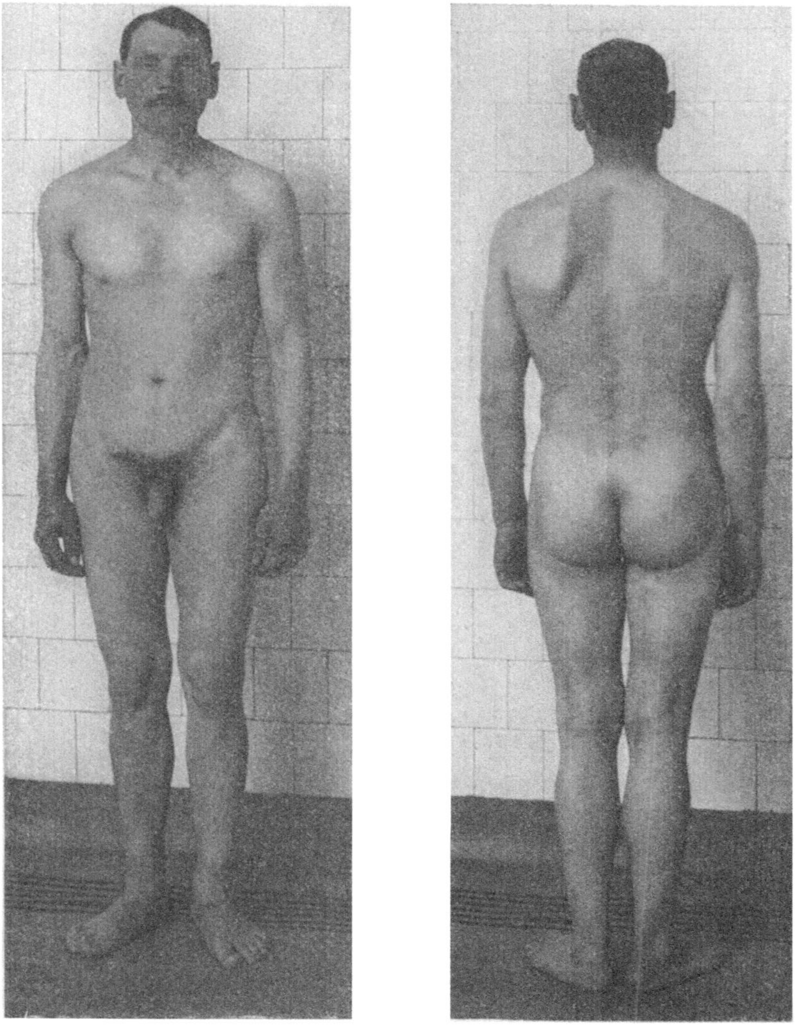

Abb. 7 und 8. Fall I. Vollständige Erhaltung der sekundären Geschlechtscharaktere 8 Jahre nach der Transplantation, ausgeführt wegen vollkommenen Verlustes der Keimdrüsen.

haben, dabei eine Ejakulation einer geringen Menge Schleims mit normaler Empfindung gehabt zu haben.

Das Aussehen des Kranken war ein sehr gutes, er zeigte eine auffallende Hebung seiner Intelligenz, sein Gesichtsausdruck war ein frischer, der Fettansatz am Halse im Schwinden, am schütteren Bart eine deutliche Zunahme zu bemerken. Interessant war die Angabe, daß in den ersten Wochen bei starkem Bücken, also bei Druck

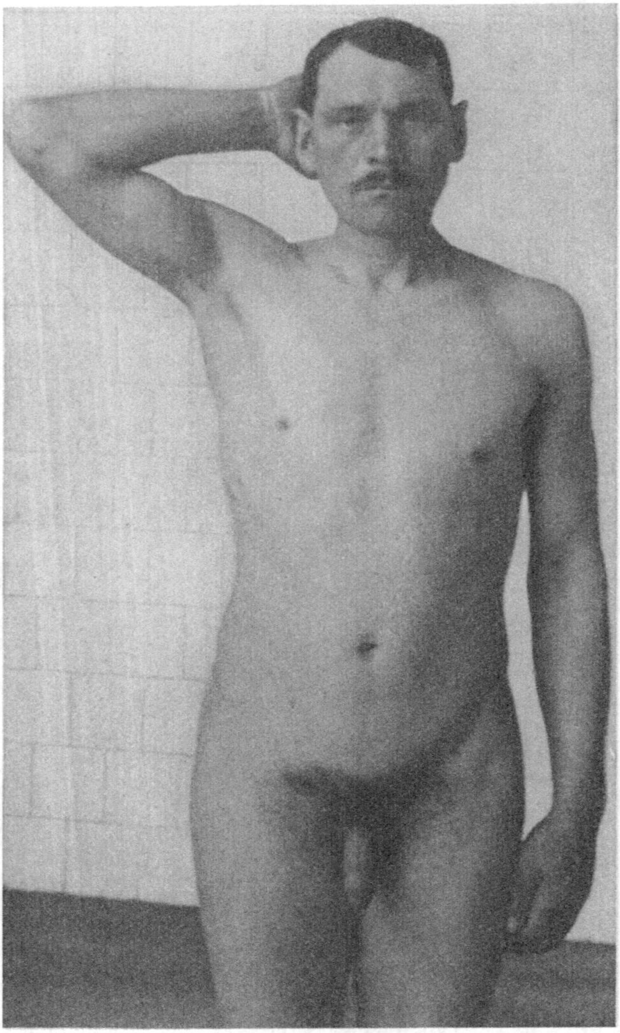

Abb. 9. Fall I. Aufnahme 8 Jahre nach der Transplantation.

auf die Transplantate dort ein Gefühl entstand, wie es früher auftrat, wenn er sich die Testikel gedrückt hatte.

Der Kranke hat ein Jahr nach der Operation geheiratet und die alljährlichen Untersuchungen haben gezeigt, daß alle sekundären

Geschlechtsmerkmale bei dem Kranken bis heute, das sind mehr als 8 Jahre seit der Operation, in vollem Maße erhalten geblieben sind. Die Behaarung ist eine rein männliche, Schnurrbart und die Haare im Gesicht sind gut entwickelt; der Kranke muß sich so wie vor der Verletzung regelmäßig einige Male in der Woche rasieren. Die Haare am Stamm, in den Achselhöhlen, am Genitale und an den Extremitäten sind erhalten. Das äußere Genitale von normaler Größe, die Prostata vollkommen normal. Die Geschlechtsfunktion ist eine vollständig normale, das Ejakulat besteht aus Prostatasekret. Der Körperbau ist ein sehr muskulöser, der Kranke kann seiner Tätigkeit als Bauer in vollem Maße nachgehen. Die beiliegenden Bilder, die gelegentlich der Demonstration des Patienten am Internistenkongreß in Wien im Jahre 1923 aufgenommen wurden, zeigen in deutlichster Weise die komplette Erhaltung der Männlichkeit dieses Patienten. Nach diesen Beobachtungen ist es außer Zweifel, daß die eingepflanzte Keimdrüse ihre inkretorische Funktion bis heute in vollem Maße ausübt. (Abb. 7, 8, 9.)

Fall II. E. R., 28 Jahre alt, aufgenommen am 26. Mai 1918 auf die urologische Abteilung des LWMH. II in Wien.

Am 23. November 1917 wurden dem Kranken im tiefen Rausche von einem anderen Soldaten aus Rache beide Hoden mit dem Taschenmesser entfernt. Der Kranke wurde in das Spital nach Krems gebracht, nach Heilung der Wunden am Hodensacke entlassen und jetzt behufs Implantation an die Abteilung transferiert.

Status praesens: Mittelgroßer, blasser Mann. Auffallende Depression mit melancholischen Stimmungen, Teilnahmslosigkeit und vollkommener Interesselosigkeit gegen die Umgebung. Patient gibt an, bis zur Verletzung heiter und lebenslustig gewesen zu sein und eine sehr entwickelte Libido sexualis gehabt zu haben, die seit dem Unfalle vollkommen geschwunden ist. Er hatte auch nach der vollkommenen Heilung der Wunden weder eine Erektion noch irgend welche libidinöse Gedanken gehabt. Der Kranke spricht sehr leise; bei dem Versuche, ihn längere Zeit laut lesen zu lassen, ermüdet er rasch und wird heiser. Ausfall der Behaarung am Kopfe, der Schnurrbarthaare, der Behaarung an der Brust, dem Abdomen wie den Pubes; beim Bürsten oder Waschen mit einem Tupfer an den behaarten Stellen bleiben die Haare reichlich haften. Äußeres Genitale normal, der Hodensack zeigt rechts wie links eine sagittale Narbe, ist leer, kein Rest eines Testikels nachweisbar. Die Prostata entsprechend groß, ist auffallend schlaff und sekretarm; wiederholte Untersuchungen ergaben auch bei kräftiger Massage nur geringe Mengen Sekretes. Die Muskulatur der oberen Extremitäten gut entwickelt, aber schlaff, die Körperkraft nach Angabe des Kranken gegen früher bedeutend geringer. Verminderung des Hämoglobingehaltes. Innerer Organbefund normal.

2. November 1918 Implantation eines kryptorchen Hodens in der typischen Weise.

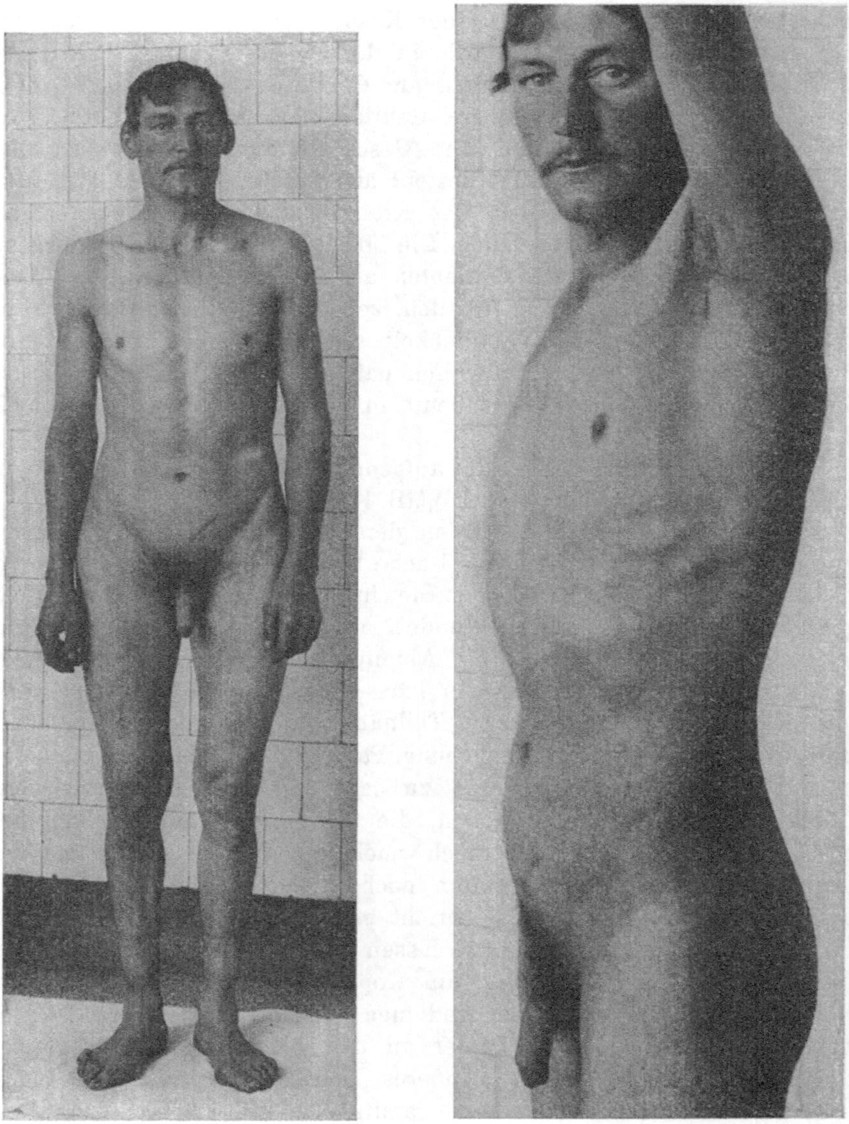

Abb. 10 und 11. Fall II. Vollständige Erhaltung der sekundären Geschlechtscharaktere 5 Jahre nach der Transplantation, ausgeführt wegen vollkommenen Verlustes der Keimdrüsen.

Am 8. Tage nach der Operation erste Erektion frühmorgens. Die Erektionen häufen sich in den nächsten Tagen, werden in der Dauer und

Intensität größer. 4 Wochen nach dem Eingriff erster Koitus, in der nächsten Zeit wird der Koitus in kürzeren Pausen wiederholt.

Die regelmäßig vorgenommene Nachuntersuchung des Kranken ergibt 4 Monate nach der Operation eine deutliche Zunahme der Kopfbehaarung; die Barthaare sind dichter und derber, der Haarausfall an der Brust und Abdomen sistiert. Neubildung der Behaarung. Stimme kräftiger und volltönend. Die Körpermuskulatur kräftiger, die Gesichtsfarbe gerötet, Körpergewichtszunahme 4 *kg*. Patient ist arbeitslustig, heiter, sehr zufrieden, hat seine Potenz in vollem Maße wieder erlangt. Die rektale Untersuchung ergibt eine entschiedene Zunahme der Turgeszenz der Prostata, die Menge des ausgepreßten Sekretes war vermehrt.

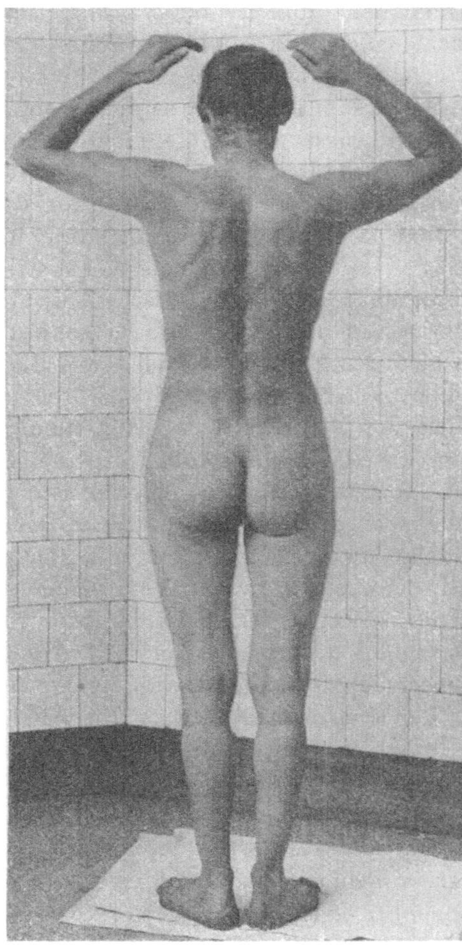

Abb. 12. Fall II. Aufnahme 5 Jahre nach der Transplantation.

5 Jahre nach der Operation vollkommenes Wohlbefinden, alle sekundären männlichen Sexuszeichen in vollem Maße wieder entwickelt, ausgezeichnetes körperliches Befinden, erhöhte Arbeitsfähigkeit, normale Potenz, Zunahme der Menge des Ejakulates.

Auch dieser Kranke wurde am Internistenkongreß 1923 demonstriert und die damals aufgenommenen Photographien zeigen eindeutig die Erhaltung der Vollmännlichkeit dieses Patienten. (Abb. 10, 11 und 12.)

Fall III. Hauptmann F., 32 Jahre alt, aufgenommen am 15. September 1918 auf die urologische Abteilung des LWMH. II in Wien.

Verlust des rechten Hodens 1908 wegen Tuberkulose durch Kastration, Entfernung des linken Hodens ein Jahr später, ebenfalls wegen Tuberkulose. Als erste Folgeerscheinungen nach der beiderseitigen Kastration trat Haarausfall an der Brust, dem Abdomen, den Axillae und am Schnurrbart ein. Zunahme des Fettpolsters, besonders an der Brust, den Oberschenkeln, dem Unterbauche und dem Halse. Trotz kräftiger Nahrung und fleißigen Turnens sichtliche Abnahme der Muskulatur, rasche Ermüdbarkeit. Abnahme der Libido anfangs langsam, nach Verlauf eines halben Jahres fast kein Verlangen nach dem Weibe, nur selten Erektionen, in den ersten Jahren hie und da ein Koitusversuch ohne rechten Erfolg, in den letzten Jahren wurden auch diese Versuche wegen Mangel an Libido aufgegeben.

Status praesens: Kastratentypus. Großer, grazil gebauter Mann von blassem Aussehen und sehr zarten Zügen. Kopfhaar schwarz, sehr zart, schütter, die Behaarung des Gesichtes sehr spärlich, fast keine Schnurrbarthaare, sehr geringe Behaarung des Kinnes und der Wangen. Die Axillae wie die beiden Mamillargegenden haarlos. Abdomen haarlos, die Behaarung der Schamgegend spärlich, gegen das Abdomen horizontal abgegrenzt. An den Oberschenkeln nur ganz wenig zarte Haare. Die Muskulatur am ganzen Körper schwach entwickelt, zart, an den Oberarmen, den Mamillargegenden und Oberschenkeln reichlicher Panniculus adiposus. Körpergröße 184 *cm*, Körpergewicht 68 *kg*, Thoraxumfang in der Höhe der Mamillae 80 *cm*, Hüftenumfang 100 *cm*. Der Penis mittelgroß, sehr schlaff, das Skrotum leer, kein Rest eines Testikels nachweisbar, die Prostata kaum haselnußgroß, sehr weich, nach Massage entleert sich eine sehr geringe Menge schleimigen Sekretes, das mikroskopisch nur vereinzelte Epithelzellen enthält. Innerer Organbefund bis auf eine deutliche Anämie normal. Die Stimme des Patienten ist eine auffallend hohe, eine Art Diskantstimme; der Kranke ist energielos, sehr unstet, deprimiert, zu keiner intensiveren Arbeit fähig, sein ganzes Innenleben ist beherrscht durch das Gefühl seiner sexuellen Minderwertigkeit.

Der Kranke sucht zwecks Operation das Spital auf. Als Implantationsmaterial wird ein kryptorcher, sehr geeigneter Testikel eines 28jährigen, kräftigen Mannes verwendet.

23. September 1918 Operation: In typischer Weise wird ein Leistenhoden in zwei Hälften implantiert. Wundverlauf normal, nach 8 Tagen per primam geheilt. Am 2. Oktober erotischer Traum mit kräftigen Erektionen. In den nächsten Tagen spontan Erektionen. Am 14. Oktober in der Nacht Pollution mit sehr geringem Erguß nach vieljähriger Pause. Am 15. Oktober erster Koitus bei einer Prostituierten. In den nächsten Tagen ein dauernder geschlechtlicher Erregungszustand. Am 20. und 22. mehrmaliger Koitus. Am 30. Oktober 1918 verläßt Patient geheilt das Spital.

Revision 4 Monate nach der Operation: Gute Gesichtsfarbe, alle sichtbaren Schleimhäute gut gefärbt. Sichtliche Zunahme der Körperbehaarung, insbesondere um den Nabel beginnender Haarwuchs, Körpergewicht um 5 *kg* zugenommen. Die Muskulatur der Arme und Oberschenkel stärker und derber geworden.

Die rektale Untersuchung ergibt eine deutliche Vergrößerung der Vorsteherdrüse, eine ad hoc ausgeführte Untersuchung eines Ejakulates zeigt eine Zunahme der Quantität, das Ejakulat besteht aus Prostatasekret.

Auffallend ist weiter, daß die Stimme des Patienten viel tiefer geworden ist und einen heiseren Beiklang hat. Der Kranke gibt an, daß er jetzt viel lauter und volltönender sprechen kann, was ihm in seinem Dienste (Offizier) sehr zustatten kommt. Das psychische Befinden außerordentlich gebessert, Kraftgefühl, Energie und Lebenslust wieder vollkommen hergestellt, ebenso Arbeitslust und Arbeitsfähigkeit. Die Libido sehr entwickelt, häufige Erektionen spontan wie auch in Gesellschaft von Frauen. Patient will in diesem Jahre heiraten.

Revision 1. Oktober 1919: Patient ist seit 4 Monaten verheiratet, seine Potenz ist vollkommen normal, psychisches und physisches Befinden sehr gut. Deutliche Behaarung der Brust und der Linea alba, sichtliche Vermehrung der Schnurrbarthaare und der Behaarung am Kinn.

15. Mai 1923: Körpergewichtszunahme seit der Operation 10 *kg*, reichliche Haarbildung am Unterbauch, um die Mamillae und am Perinäum. Im Gesicht Schnurrbart stärker entwickelt, ebenso an den Wangen reichlicherer Haarwuchs, Muskulatur an den Oberarmen und Oberschenkeln gut entwickelt, Stimme tiefer, rauher. Koitus 2—3mal wöchentlich mit Ejakulation einer geringen Menge schleimigen Sekretes. Prostata deutlich vergrößert. Patient lebt in glücklicher Ehe, ist zufrieden und arbeitsfähig. Er dient in einer fremden Armee als Major bei der Grenzgendarmerie und kann dem schweren und anstrengenden Beruf vollkommen nachkommen.

Fall IV. A. C., 25 Jahre alt, aufgenommen am 18. März 1919 in das Kaufmännische Spital, Wien.

Beide Eltern des Patienten sind mittelgroß, kräftig, gesund. 4 Geschwister (3 Mädchen, 1 Knabe) normal entwickelt, vollkommen gesund. Patient hat in der Jugend verschiedene Kinderkrankheiten ohne Folgezustände durchgemacht, war bis zum 13. Lebensjahr normal entwickelt und von entsprechender Größe. Es stellten sich damals Zeichen der Pubertät ein, und zwar eine Änderung seiner Stimme, deutliche Behaarung an der Schamgegend und ein ausgesprochenes Geschlechtsgefühl. Mit 14 Jahren ließ der Knabe einen beiderseitigen Leistenbruch operieren, die Operationswunden heilten in 10 Tagen reaktionslos. Kurze Zeit nach dem Eingriff bemerkte der Kranke eine Schrumpfung seiner beiden Hoden, die sich im Laufe der nächsten 5 Monate auf Bohnengröße zurückbildeten. Gleichzeitig trat ein Stillstand seiner Pubertätsveränderungen ein, der Haarwuchs an dem Genitale machte keine Fortschritte, im Gegenteil, die schon entwickelten Haare fielen langsam aus, ebenso die Achselhaare, die Stimme blieb unverändert, sein Geschlechtstrieb schwand vollkommen. Mit 17 Jahren setzte ein exzessives Wachstum seiner Extremitäten ein, während der Oberkörper schwach und unentwickelt blieb. Dieses merkwürdige Wachstum dauerte bis zu seinem 24. Lebensjahre, in dem er eine Körperlänge von 1·87 *m* erreichte, die niemand weder in der Familie seines Vaters noch seiner Mutter je erreicht hatte. Seine geistige Entwicklung war eine normale, er hat eine gute Intelligenz, gute Auffassungsgabe, aber keine Ausdauer, und eine sehr geringe Energie. Seit dem 19. Lebensjahr ist er sich seines Zustandes voll bewußt und infolgedessen stellt sich eine zunehmende Gemütsdepression ein, der Gedanke, daß sein Zustand unheilbar sei, läßt Selbstmordgedanken immer intensiver auftreten. Er ist im Beginn des Krieges freiwillig eingerückt, meldete sich zum Frontdienst, blieb aber, obwohl er sich ständig der Gefahr aussetzte, unverwundet.

Status praesens bei der Aufnahme: Sehr großer, sehr magerer, blasser Mann mit typischem Überwiegen der Unterlänge (Eunuchoidentypus). (Abb. 13.) Körperlänge 187 *cm*, Brustumfang exspiratorisch 74 *cm*, inspiratorisch 81 *cm*. Proportioneller Brustumfang 39·5 *cm* (mindester Wert bei 17jährigem Mann 40·7 *cm*), Unterlänge 107 *cm*, Spannweite 196 *cm*, Distantia jugulo-pubica 47 *cm*, Körpergewicht 61 *kg*. Graziler Knochenbau.

Röntgenologisch: Schädelskelett intakt, Epiphysenfugen verstrichen. Kopfhaare reichlich, zart. Gesicht vollkommen bartlos. Der Rumpf haarlos bis auf einige wenige dunkle Haare in der Schamgegend. Achselhöhlen haarlos. Perinäum haarlos, ebenso die Extremitäten. Muskulatur auffallend schwach, Kraftgefühl an den Händen sehr gering, sehr geringer Fettpolster, nur am Mons veneris und den Hüften eine geringe Fettentwicklung. Die Schilddrüse klein, der Penis auffallend unterentwickelt, entspricht kaum der Größe eines 12jährigen Knaben. Im Hodensack zwei kaum bohnengroße, sehr weiche Testikel, die auf Druck unempfindlich sind, in der linken Skrotalhälfte ein walnußgroßes Konvolut eklatischer Venen. Der Samenstrang auf keiner Seite tastbar. Die Prostata per rectum kaum angedeutet, auf Massage weder Sekret zu exprimieren, noch im nachher entleerten Harn Prostatabestandteile nachweisbar. In beiden Inguinalgegenden zwei reaktionslose Narben nach Hernienoperation. Blutbefund normal. Harnbefund normal. Innerer Organbefund normal. Der Kehlkopf infantil. Die Stimme eine typische Diskantstimme. Auffallend große Füße. (Schuhnummer 46.) Die Psyche des Patienten steht unter dem Einfluß seiner Minderwertigkeit, er ist lebensunlustig, schwer deprimiert, gehemmt. Der Kranke hat gar kein Geschlechtsgefühl, keine Libido, hatte nie seit der Hernienoperation Erektionen, nie erotische Träume.

20. März 1929 Operation: In Äthernarkose wird dem Kranken in typischer Weise ein gut entwickelter, über haselnußgroßer Leistenhoden

eines 25jährigen vollmännlichen Mannes implantiert. Normaler Heilungsverlauf. Sechs Tage nach dem Eingriff Erektionen, am 11. Tage beobachtete der Kranke, daß der Druck auf die Wunden in ihm das typische Hodengefühl auslöst. Nach 14 Tagen erotische Träume, heftige, andauernde Erektionen. Der Kranke verläßt die Anstalt nach 3 Wochen, die Wunden per primam geheilt. Im Laufe der nächsten Zeit häufige Erektionen, häufige erotische Träume, das Hodengefühl bei Druck auf die Wunden hat fünf Wochen nach dem Eingriff aufgehört. 8 Wochen später berichtet der Patient über subjektives Wohlbefinden, freies Gefühl, Erwachen der Tatkraft, zunehmende Energie, raschere Entschlußfähigkeit, stärkeres Geschlechtsgefühl, erhöhten Geschlechtstrieb, häufige Erektionen. Behaarung in der Schamgegend wurde dichter, derber, die Stimme ist heiser und etwas tiefer. (Abb. 13.) In den nächsten Monaten nehmen die psychischen und physischen Veränderungen in sehr langsamer Weise zu. 10 Monate nach der Operation ergibt die Revision häufiges Auftreten von Erektionen spontan, insbesondere beim Beisammensein mit Frauen, stark gesteigertes Interesse für die Frau, sehr lebhafte sexuelle Träume, auffallende Zunahme der Energie und Arbeitsfähigkeit, in den letzten 2 Wochen das erste Mal bei einem erotischen Traum Auftreten von Pollutionen. Somatisch ist eine deutliche Zunahme der Muskulatur an den Oberarmen wie Oberschenkeln zu beobachten, Haarentwicklung in den Achselhöhlen, Zunahme der Schamhaare, beginnende Behaarung der Linea alba, Prostata per rectum deutlicher nachweisbar. In den Gesichtszügen eine stärkere Markierung zu beobachten, die Stimme etwas tiefer und heiser.

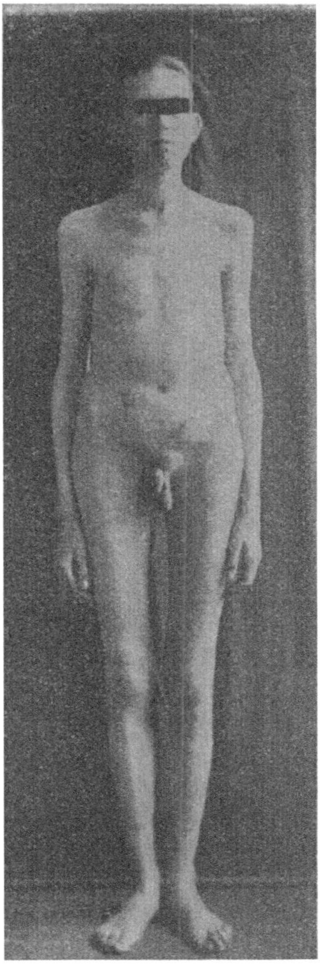

Abb. 13. Fall IV. Eunuchoidentypus als Folge der traumatischen Atrophie im 14. Lebensjahre. Aufnahme 8 Wochen nach der Operation.

24. Juli 1922: Patient bemerkt eine auffallende Leichtigkeit beim Studieren, er kann tagelang angestrengte Arbeit leisten, er ist fröhlich, energisch und ausdauernd. Sexuell hat er sehr häufige Erektionen,

vor 2 Monaten bei einer sexuellen Aufregung zum ersten Male in seinem Leben eine Ejakulation, die sich seither wiederholt hat. Häufig erotische Träume. An den Wangen Beginn der Behaarung, die Haare dicker und derber. Die rechte Achselhöhle zeigt stärkere Behaarung, die linke etwas geringere. An den Pubes reichlich Haare. Beginn zarter Behaarung am Perinäum. Penis dicker und länger, entspricht der Größe eines 14—15jährigen Knaben. Eine bestehende Phimose muß

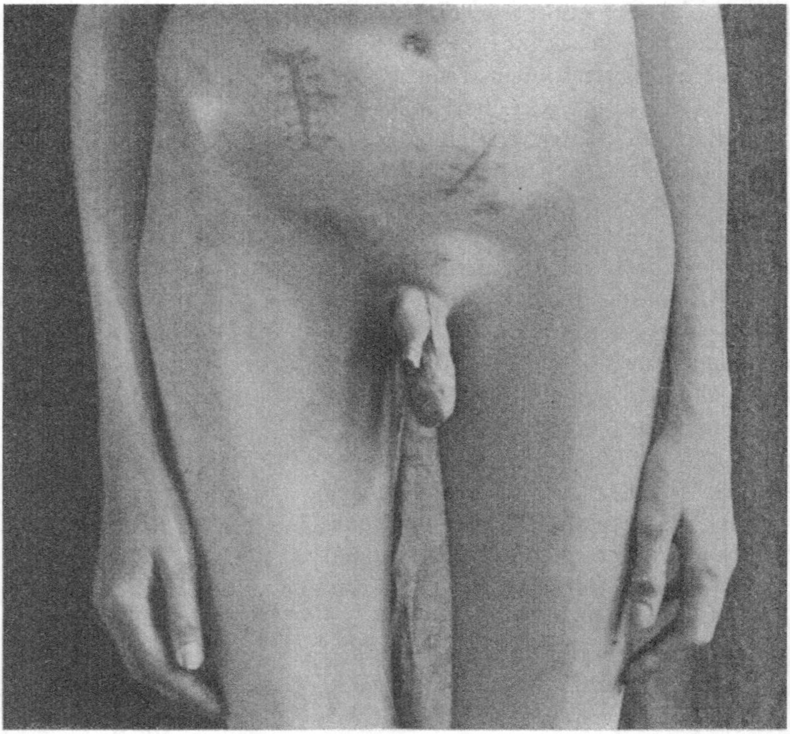

Abb. 14. Fall IV. Aufnahme 8 Wochen nach der Operation. Beginn der Entwicklung der Haare an den Pubes.

operiert werden, da ihm diese bei Erektionen und beim Koitus Beschwerden macht. Patient ist verlobt und beabsichtigt, in kürzester Zeit zu heiraten.

Die Untersuchung des Kranken im September 1923 ergab als auffallendste Symptome eine reichliche Behaarung an den Pubes und den Achselhöhlen (Abb. 14 und 15), gute Entwicklung der Schnurrbarthaare und der Haare im Gesichte, die ein öfteres Rasieren notwendig machten. Die Körpermuskulatur kräftiger entwickelt, das äußere Genitale, und zwar der Penis sowohl in erschlafftem Zustand wie insbesondere bei Erektionen, um mehr als die Hälfte seit der Operation vergrößert. Die Prostata deutlich vergrößert, bei kräftigem Drucke entleert sich ein Tropfen charakteristischen Sekretes. Die sexuellen Funktionen in normaler Weise möglich; Patient ist seit einem Jahre verheiratet und lebt in vollkommen normaler Ehe, Arbeitskraft und Arbeitsfähigkeit sind sehr befriedigend, der Kranke geht

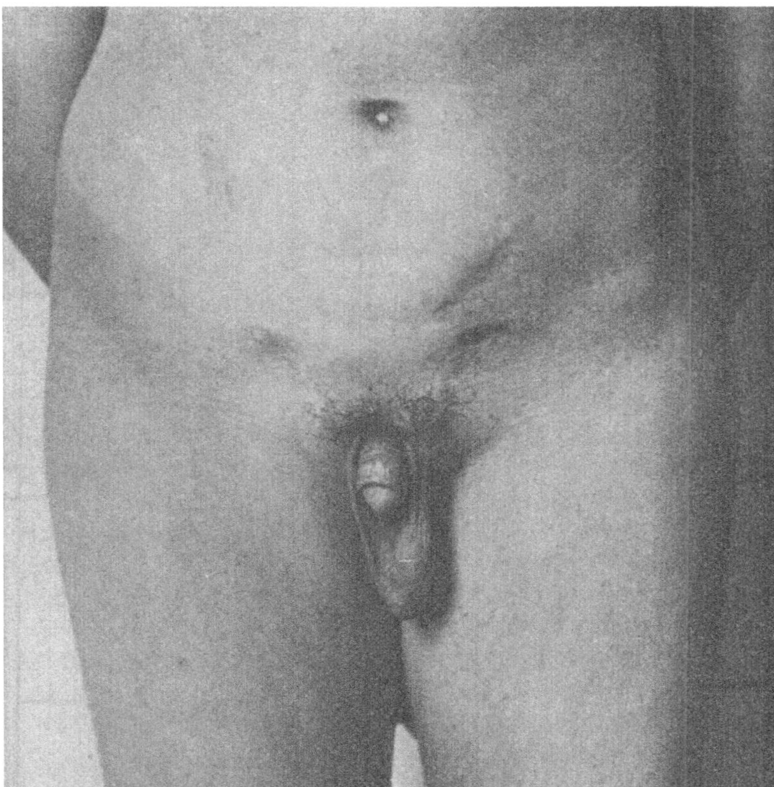

Abb. 15. Fall IV. Aufnahme 4 Jahre nach der Operation. Größenzunahme des äußeren Genitales und reichliche Behaarung der Pubes.

seinem geistigen Berufe gerne und in vollstem Maße nach. Die nebenstehenden Aufnahmen wurden anläßlich seiner Demonstration am Internistenkongreß im Jahre 1923 gemacht und charakterisieren am besten die Beobachtungen.

Fall V. A. B., 20 Jahre alt, aufgenommen am 15. März 1920 in das Kaufmännische Spital, Wien.

Patient hatte seit der Geburt auf der rechten Seite einen normalen und auf der linken Seite einen kryptorchen Hoden. 7 Monate nach der Geburt bekam er durch eine Stoßverletzung ein Hämatom in dem rechten Hoden, das mehrere Monate zur Ausheilung brauchte. Patient

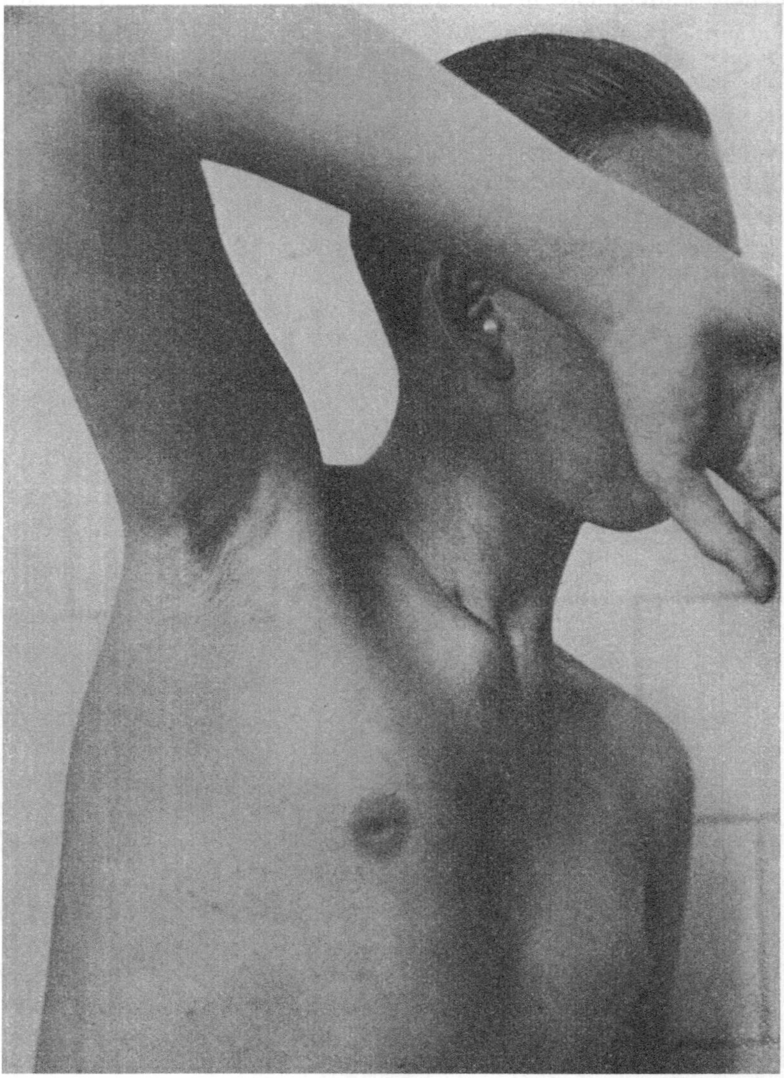

Abb. 16. Fall IV. Aufnahme 4 Jahre nach der Operation. Behaarung der Achselhöhle.

gibt an, daß er außerordentlich rasch gewachsen sei und auffallend viel Fett angesetzt habe. Die Pubertät war eine normale. Sein sexuelles Empfinden entwickelte sich in vollständig normaler Weise. Im Jahre

1917 erkrankte er an einer rechtsseitigen Hodentuberkulose, derentwegen der Hoden entfernt werden mußte. 1918 schwoll der linksseitige Leistenhoden an, es entwickelte sich ein Infiltrat, das nach außen durchbrach, und im Laufe von 2 Monaten war der Leistenhoden durch Eiterung vollkommen sequestriert. Wenige Monate nach diesem Vorkommnis entwickelten sich typische Erscheinungen des Eunuchoidismus. Das sexuelle Empfinden war vollkommen erloschen. Der Kranke kam jetzt mit der Bitte, den Versuch zu machen, ihn durch eine Transplantation zu heilen.

Status praesens vom 15. März 1920: 185 *cm* großer Patient. Brustumfang im Mittel 78 *cm*, exspiratorisch 84, inspiratorisch 90 *cm*, Distantia Articulatio sternoclavicularis—Anulus pubis 58 *cm*, Vertebra prominens—Os sacrale 57 *cm*, Spina ant. sup.—Malleolus int. 100 *cm*, Acromion—Articulatio metacarpophalangealis III. (Mittelfinger) 39 *cm*, Beckenumfang 92 *cm*, Körpergewicht $83^1/_2$ *kg*. Kopfhaare dicht, weich; Behaarung im Gesichte vollkommen fehlend. Die Gesichtszüge sehr weich und schlaff, der Hals fettreich. An beiden Mamillae über faustgroße Fettpolster. Die Axillae sehr spärlich behaart, der Rumpf vollkommen haarlos, der Unterbauch überhängend, reichliche Fettpolster an den Nates sowie an den Unter- und Oberschenkeln. Die Schambehaarung sehr spärlich, nach oben horizontal abgegrenzt. Der Penis kleiner als dem Alter entsprechend. Der Hodensack leer. Die Prostata auffallend klein, weich, läßt bei sorgfältiger Expression kein Sekret nachweisen. An den Extremitäten keine Behaarung. Innerer Organbefund normal. Der Vater des Patienten, der im 47. Lebensjahr stand und vollkommen männlich entwickelt war, entschloß sich, einen seiner Testikel für den Sohn als Implantationsmaterial zu opfern.

Am 16. März 1920 Operation: In typischer Weise wird der linke Hoden des Vaters dem Sohne in je einer Hälfte in beide Leistengegenden implantiert. Normaler Wundverlauf. Wenige Tage nach der Operation traten Erektionen auf, die sich im Laufe der Zeit steigerten. Es entwickelte sich eine normale Libido. Der psychische Zustand des Patienten war ein günstiger, da ihn der Erfolg sehr glücklich machte. Der Patient verließ 3 Wochen nach dem Eingriff das Spital und reiste in seine Heimat. 5 Wochen nach der Entlassung ergab der eingesandte Bericht folgendes: Außerordentliche Zunahme der Arbeitskraft. Der Patient, der Student ist, kann jetzt zu seinen Prüfungen fast 18 Stunden täglich ohne zu ermüden arbeiten. Er behält viel leichter das Gelernte, seine Konzentrationsfähigkeit habe in ganz auffallender Weise zugenommen. Zunahme der Behaarung in der Schamgegend. Die Linea alba ist deutlich bis zum Nabel behaart. Sichtliche Abnahme des Fettpolsters an der Brust und an den Hüften (Gewichtsverlust 4 *kg*). Das sexuelle Empfinden ist ein außerordentlich heftiges; häufige Erektionen. Patient hat in normaler Weise den Koitus ausüben können.

8. September 1920: Auffallende Abmagerung, besonders im Gesichte, schärfere Gesichtszüge, deutliche Behaarung am Kinn, den Wangen, der Schnurrbartgegend. Die Haare derber, reichlicher. Kopfhaar derber und dichter. Halsumfang um 4 *cm* abgenommen. Die Achselhöhle zeigt reichliche Behaarung. Brüste schlaff, das Fettgewebe teilweise geschwunden, nur einzelne Lappen noch tastbar. Brustumfang in der Höhe der Mamilla vor der Operation 117 *cm*, jetzt 97 *cm*. Die Fettanhäufungen an den Hüften fast ganz geschwunden. Hängebauch ganz zurückgegangen. Fett an den Oberschenkeln im Schwinden, Umfang in der Höhe des oberen Drittels um 5 *cm* abgenommen. Unterschenkel dicht behaart, die Haare derber und stärker. Deutliche Behaarung am Perinäum und um den Anus. Prostata vergrößert, kleinkastaniengroß, bei Druck eine geringe Menge Sekret exprimierbar. Zunahme der Energie, größere Arbeitsfähigkeit, leichtes Studium, stärkere Konzentrationsfähigkeit. Sexuell erotische Träume, häufige Erektionen, häufigere Ejakulationen von Prostatasekret nach Onanie. Stimme tiefer, heiserer.

Die günstigen Folgen der Kastration blieben etwa durch ein Jahr erhalten, dann kam es zur langsamen Rückbildung derselben und aus einem Berichte dieses Kranken vom Dezember 1923 ist zu entnehmen, daß die Folgeerscheinungen der Operation nahezu ganz geschwunden sind. Nur die vor der Operation bestandenen charakteristischen Fettbildungen im Gesichte haben sich nicht wieder entwickelt. Bei diesem Kranken kam das Implantat etwa ein Jahr nach der Operation zur Aufsaugung. Es ist möglich, daß die Keimdrüse des im höheren Alter stehenden Vaters kein besonders günstiges Transplantat war. Bei diesem Kranken ist entschieden mit Rücksicht auf den Anfangserfolg eine zweite Transplantation mit einem von einem fremden Individuum stammenden kryptorchen Hoden angezeigt.

Fall VI. G. L., 50 Jahre alt, aufgenommen am 12. April 1920 in das Kaufmännische Spital, Wien.

Bei dem Kranken traten nach einer doppelseitigen Leistenbruchoperation vor 12 Jahren in beiden Hoden Blutungen auf, durch welche diese Organe bis auf Faustgröße anschwollen. Diese Schwellung dauerte einige Wochen. Die Hoden verkümmerten aber sichtlich, und etwa $^3/_4$ Jahre nach der Operation waren beide Hoden kaum haselnußgroß. Mit diesen Veränderungen ging auch ein rapides Absinken seiner Libido und Potenz einher. Während der nächsten Jahre unterzog sich der Kranke den verschiedensten Behandlungen ohne jeden Erfolg. Sein geschlechtliches Empfinden war vollkommen erloschen, außerdem beobachtete er eine sichtliche Zunahme seines Fettpolsters, insbesondere im Gesicht, am Halse, an den Hüften, an der Brust und am Unterbauch. Es traten zeitweise Wallungen, Kopfschmerzen, nervöse Überreizungen auf, die dem Kranken außerordentlich lästig waren. Sein Zustand änderte sich im Laufe der Jahre nicht mehr wesentlich und der Kranke war, da er nirgends Hilfe finden konnte, resigniert.

Status praesens vom 12. April 1920: Mittelgroßer, beleibter Mann von blasser Gesichtsfarbe, das Kopfhaar dicht, auffallend weich. Schnurrbart sehr zart und spärlich, die Behaarung an den Wangen fast fehlend. Die Gesichtszüge schlaff, unscharf. Der Thorax breit, an beiden Mamillae reichliche Fettpolster, Brust vollkommen unbehaart, in den Axillen wenige, zarte Haare. Das Abdomen sehr fettreich, der Unterbauch etwas überhängend, die Linea alba unbehaart, die Schamhaare spärlich, schneiden nach oben horizontal ab. Hüften und Oberschenkel sehr fettreich. Die unteren Extremitäten unbehaart. Der Penis etwas kleiner. Das Skrotum enthält zwei kaum bohnengroße, sehr weiche Testikel. Die Prostata flach, auffallend klein, läßt bei der Untersuchung nur minimale Mengen von Sekret exprimieren. Innerer Organbefund normal. Folgeerscheinungen nach beiderseitiger Hodenatrophie. Als Therapie wird Implantation eines Hodens empfohlen.

13. April 1920 Operation: In typischer Weise wird ein überhaselnußgroßer, gut entwickelter Leistenhoden in zwei Hälften in jede Inguinalgegend implantiert. Normaler Heilungsverlauf. 5 Tage nach der Operation die ersten Erektionen, die sich in den nächsten vier Tagen auffallend verstärken. Kurze Pause von 5 Tagen, dann neuerliches Auftreten von Erektionen, die jetzt sowohl morgens wie bei Tag und auch in der Nacht öfters beobachtet werden. Allgemeinbefinden sehr gut. Patient wird 3 Wochen nach der Operation geheilt entlassen und reist in seine Heimat.

6 Wochen nach der Entlassung berichtet der behandelnde Arzt, daß die Libido eine vollständig normale geworden sei und daß der Kranke des öfteren in normaler Weise den Koitus ausübe.

1. Oktober 1920: Vollkommenes Wohlbefinden, normale Libido sexualis, häufiger normaler Koitus, Neubehaarung im Gesichte, an der Brust, Abdomen, Oberschenkeln und den Axillae, kräftigere Muskulatur, sehr gesteigerte Arbeitsfähigkeit. Diese günstigen physischen und psychischen Veränderungen haben ein Jahr lang angehalten, nach Ablauf dieser Zeit kamen sie zur langsamen Rückbildung auf Grund der Resorption des eingepflanzten Organes. Bei diesem Kranken hat sich das Transplantat ein Jahr erhalten und wurde dann aufgesaugt. Mit Rücksicht auf den guten Erfolg der ersten Operation wäre bei diesem Kranken eine Reimplantation angezeigt.

Fall VII. A. R., Arzt, aufgenommen am 16. März 1922 in das Kaufmännische Spital in Wien.

Eigen-Anamnese: 26 Jahre alt. Von sechs lebenden Geschwistern vorjüngstes Kind. Eine Schwester mit einem Jahre an Krupp gestorben. Mutter mit 54 Jahren an subphrenischem oder perinephritischem Abszeß gestorben. Vater lebt, ist gesund, 67 Jahre alt. Ein Bruder Neurastheniker, einer litt an Lungenspitzenkatarrh. Patient hatte mit 9 Jahren Pneumonie, mit 13 Jahren Malaria. Pubertät im 14. Lebensjahr beginnend, bis zum 18. Jahre andauernd. Während dieser Zeit kein Geschlechtsverkehr. Der Inhalt sexueller Träume betraf ausschließlich das andere Geschlecht, auch erotische Empfindungen bestanden nur zum Weibe.

Im Oktober 1914 Beginn des Universitätsstudiums. Anfang Februar 1915 traten plötzlich Schmerzen im linken Hoden auf, der auch eine Vergrößerung aufwies. Der zu Rate gezogene Arzt stellte die Diagnose Varikokele und verordnete das Tragen eines Suspensoriums. Da die Schmerzen eine kolossale Heftigkeit erreichten und ihm bei einer mehrmaligen Untersuchung eine Operation empfohlen wurde, entschloß sich Patient zu dieser. Schon 6 bis 8 Wochen vor Auftreten der Schmerzen und der Schwellung des Hodens soll das Sperma schütterer und flüssiger geworden sein. Während der Operation wurde die Diagnose Epididymitis und Orchitis tuberculosa gestellt. (Kastration links.) Im September 1915 erkrankte der rechte Nebenhoden und machte anfangs Oktober 1915 die Kastration der rechten Seite notwendig. Da während der Operation der größere Teil des rechten Hodens makroskopisch frei von Tuberkulose gefunden wurde, wurde der schon entfernte, gesund erscheinende Hodenteil in den Hodensack reimplantiert. Einheilung mit Funktionstüchtigkeit nach kaum 14 Tagen. Im Jänner 1916 Militärdienst als Mediziner in einem Reservespital. Anschließend an die letzte Operation Auftreten einer Zystitis (wahrscheinlich infolge Kathetrisierens), die als spezifisch aufgefaßt wurde. Ureterenkathetrismus und Meerschweinchenversuch negativ.

Im Frühjahre 1917 wurde eine Ausbreitung der Tuberkulose auch im Hodenrest bemerkt. Trotz Quarzlampenbehandlung bildete sich eine Fistel, weshalb der letzte Hodenrest am 4. Juli 1917 entfernt wurde.

Veränderungen nach der Kastration. Körperlich: Zu Beginn der Erkrankung, mit 18 Jahren, waren die primären und sekundären Geschlechtsmerkmale gut entwickelt. In der Zeit der partiellen Kastration war eine wesentliche Änderung nicht bemerkbar. Unmittelbar nach der endgültigen Kastration Auftreten einer hartnäckigen Obstipation, ständigen Mattigkeitsgefühles, starker Kopfschmerzen sowie ziemlich häufiges Erbrechen. Während dieser Zeit auch bedeutende Abnahme des Körpergewichtes. Dann Entlassung vom Militär und achtwöchiger Aufenthalt am Lande. In dieser Zeit 14 *kg* Körpergewichtszunahme, so daß Patient 88 *kg* wog. Der Fettansatz betraf hauptsächlich die typischen Körperstellen: Mammae, Unterbauchgegend, die inneren Flächen der Oberschenkel. Kurz nach der Operation Zarterwerden der Bart- und Schnurrbarthaare, vollständiges Verschwinden der Behaarung an der Brust und der Linea alba; die obere Grenze der Pubes wurde horizontal, die Haare in der Achselgegend feiner. Keine Änderung der Stimme. In der ersten Zeit häufige Hitzewallungen, die aber nicht als besonders unangenehm empfunden wurden. Zunahme der Schweißsekretion, besonders heftig, wenn eine wichtige Angelegenheit erledigt werden sollte. Leichte Ermüdbarkeit, besonders in der warmen Jahreszeit, doch ist Patient durch großen Energieaufwand oft imstande, auch großen körperlichen Anstrengungen zu entsprechen.

Psyche und Charakter: Was die Charakteränderung betrifft, so waren in erster Linie deutlich wahrnehmbare Grade von Egoismus, Lügenhaftigkeit, ferner Zaghaftigkeit und Energielosigkeit wahrzunehmen. Fast täglich kleinere Lügen, Dinge betreffend, die oft gar nicht verheimlicht werden mußten. Bei Aufdeckung dieser Lügen machte sich Patient manchmal keine Skrupeln darüber, manchmal kränkte er sich darüber, was ihn jedoch nicht hinderte, bei Gelegenheit wieder derartige kleinliche Lügen zu gebrauchen. Bei wichtigen Angelegenheiten kam diese Lügenhaftigkeit nie vor. Oft kam Patient in Versuchung, Gegenstände zu enteignen, vor allem solche, welche nicht einer einzelnen Person gehörten, wie Instrumente, Chemikalien, Einrichtungsgegenstände usw. in Spitälern, beim Militär; ein Diebstahl kam jedoch nie vor.

Eine Haupteigenschaft seiner Individualität war auch die Zurückgezogenheit und der Wunsch, mit möglichst wenig Menschen zu tun zu haben. Aus diesem Grunde auch die Vorliebe zur Großstadt, weil hier der Bekanntenkreis ein viel kleinerer ist und demzufolge die gesellschaftlichen Verpflichtungen geringere sind. Im gesellschaftlichen Verkehr häufig äußerst unbeholfen; es kam oft vor, daß er einem Gespräch mit ernstem Gesicht zuhörte, ohne daß ihm etwas einfiel, auch wenn er sich bemühte, an der Unterhaltung teilzunehmen. Zu zweit, besonders mit Damen, war eine Unterhaltung leichter möglich. Oft nahm sich Patient vor, ein geselligeres Leben zu führen, doch kam dieser Vorsatz nie zur Ausführung. Die Unmöglichkeit, einen gefaßten Entschluß glatt auszuführen, resp. einen endgültigen Entschluß zu fassen, gehörte auch zu den wichtigen Eigenschaften. Oft kam es vor, daß er vom Wege, einen Besuch zu machen oder etwas zu unternehmen, zurückkehrte und sich mit einer eventuell durchsichtigen Ausrede entschuldigte. Ein wichtiges Unternehmen bedeutete für ihn im allgemeinen immer eine kolossale Aufregung, mindestens jedoch eine schlecht verbrachte Nacht und die schon erwähnte gesteigerte Schweißsekretion, besonders wenn es galt, etwas persönlich zu erledigen. Patient hat auch Angst vor jeder Milieuänderung und kann sich nur schwer mit den veränderten Verhältnissen und Personen befreunden. Er konnte mit Personen monatelang unter einem Dache wohnen, ohne mit ihnen zu sprechen; freundete er sich aber mit jemandem an, so hielt er an dieser Bekanntschaft fest, um sich nicht an eine neue Person gewöhnen zu müssen. Es kam aber trotzdem vor, daß er die elementarsten gesellschaftlichen, ja verwandtschaftlichen Verpflichtungen vernachlässigte.

Diese geschilderten Eigenschaften traten periodenweise auf; ebenso eine gewisse Verstimmung und Launenhaftigkeit, so daß Patient sich fragte, ob nicht eine gewisse Gesetzmäßigkeit bestehe; er konnte jedoch eine solche nicht feststellen. Bei Ausübung seines Berufes war er stets gewissenhaft.

Intellekt: Die Hauptveränderung besteht seit der Kastration im langsamen Denken und Handeln. In der Mittelschule war Patient stets Vorzugschüler, an der Universität konnte er bei jedem Rigorosum jedoch nur zwei „Ausgezeichnet" erreichen. Beim Studieren war es ein charakteristisches Moment, daß er sich zuerst ganz oberflächliche Kenntnisse aus weiten Gebieten aneignete, um sich nur allmählich, oft aber gar nicht, in die einzelnen Kapitel zu vertiefen. Ebenso war es auch beim Besuch einer fremden Stadt. Er interessierte sich zuerst nicht im geringsten um die Straßen, Berühmtheiten oder die Umgebung, sondern erst allmählich, wenn ihn der Zufall oder andere Personen damit bekannt machten; so kam es vor, daß er den Namen der nächsten Gassen nicht kannte, trotzdem er sie täglich zweimal passieren mußte. Auffallend war ferner die Vergeßlichkeit und Zerstreutheit, die früher nicht bestand. Der Fleiß und Ehrgeiz, etwas zu erreichen, war immer sehr groß.

Sexuelles: Ebenso wie vor der Kastration übte nach derselben nur das weibliche Geschlecht auf ihn Anziehungskraft aus. Der sexuelle Trieb war seinerzeit ein ziemlich heftiger, der Geschlechtsverkehr blieb aber wegen verschiedener Vernunftgründe aus und wurde erst kurz nach der halbseitigen Kastration aufgenommen. Zu dieser Zeit bestand dann ein ziemlich reger Verkehr, der erst nach der totalen Kastration vollständig aufhörte. Seither ist zwar der Trieb noch vorhanden, reicht aber nicht zur aktiven Betätigung aus. Vor Puellae publicae hatte er immer Angst. Erektionen traten zirka 1—2mal wöchentlich, sexuelle Träume, deren Inhalt auch jetzt das weibliche Geschlecht ist, 1—2mal monatlich auf.

Status praesens: Mittelgroßer, wohlbeleibter Mann. Körperlänge 168 *cm*, Brustumfang 92 *cm*, Bauchumfang in Nabelhöhe 88 *cm*, Oberschenkelumfang 55 *cm*, Wadenumfang 34 *cm*. Reichliches, feines Kopfhaar, spärliche Gesichts- und Körperbehaarung. Muskulatur schlecht entwickelt, schlaff. Penis entsprechend groß, schlaff, der Hodensack beiderseits leer, Prostata auffallend klein, weich, atrophisch.

Der Bruder des Patienten, ein 28jähriger Mediziner, hat sich, um diesen von dem ihm schon fast unerträglichen Zustand zu befreien, entschlossen, einen Hoden zu opfern.

18. März 1922 Operation: Transplantation in typischer Weise vom Bruder auf den Bruder. Normaler Heilungsverlauf. Der Kranke beobachtet einige Tage nach der Operation Erektionen, die nach etwa 8 Tagen, insbesondere bei Besuchen weiblicher Personen, intensiver werden. Patient wird nach 14 Tagen mit geheilter Wunde aus dem Spital entlassen.

Eigenbericht des Patienten: 4 Wochen nach der Operation begann eine mehrwöchige Periode von Euphorie, welcher ein leichtes Depressionsstadium von ebensolcher Dauer folgte, um in das jetzige, schon 2 Monate anhaltende Mittelstadium überzugehen. Der Kranke schildert seine Eigenbeobachtungen folgendermaßen: „Die erste wertvollste und bedeutendste Wirkung der Operation empfinde ich auf psychischem Gebiete, ich fühle, daß in mir eine große Veränderung vorgeht, war früher mein Wunsch, je weniger Leute zu Gesicht zu bekommen, damit ich wenigere sehe, empfinde ich jetzt das Bedürfnis, unter Leute zu gehen, um mich bemerkbar zu machen. Während ich früher, wenn ich zu Hause zu Besuch war, mich kaum herausrührte, bin ich jetzt ständig auf der Straße. Hielt ich mich früher für eine unbedeutende Person, das heißt, hielt ich jeden für mehr als mich selbst, so schätze ich mich jetzt anderen Personen gegenüber gebührend ein. Die Lügenhaftigkeit ist überflüssig geworden, ich erzähle alles, was mit mir vorgeht, berate mich mit meinen Angehörigen, bespreche meine Pläne, decke ihnen mein Wesen auf, was ich früher infolge meiner Eingeschlossenheit nicht imstande gewesen bin. Daß in mir eine vorteilhafte Veränderung vorgegangen ist, wurde auch seitens meiner Angehörigen bemerkt. Hatte ich früher das ständige beängstigende Gefühl, meine Kenntnisse genügten nicht, um selbständig arbeiten zu können, so schätze ich mich jetzt gebührend ein. Früher stammte aus diesem Gefühle eine ständige Ungewißheit in meinem ärztlichen Handeln, so daß ich, wenn es nur irgendwie möglich war, immer um eine Kontrolle ersuchte. Jetzt ist dieses Gefühl geschwunden und ich finde an der selbständigen Arbeit Freude. Dies wären die Hauptveränderungen, und ich will bemerken, daß ich einiges Unwesentliche nicht erwähnt habe; daß eine ist aber sicher, daß in meinem ganzen Wesen eine entschiedene Veränderung eingetreten ist."

Die Überpflanzung der Keimdrüsen zur Behebung der Kastrationsfolgen beim Menschen haben ihre Berechtigung dann erlangt, wenn es gelungen war, Erfolge zu erreichen, die beweisen, daß eine dauernde, auf Jahre sich erstreckende Wirkung mit diesem Eingriff zu erzielen ist. Dieser Forderung wurde man, wie aus den mitgeteilten Krankengeschichten ersichtlich ist, in der überwiegenden Mehrzahl der Fälle gerecht. Sekundäre Geschlechtscharaktere, deren Bestand einzig und allein abhängig ist von der inkretorischen Funktion der Keimdrüse, entwickelten sich nach vollkommener Kastration wieder, und nicht nur kurze Zeit nach einem solchen Eingriff, sondern wie die Fälle III und IV zeigen, 10 und 11 Jahre nach der Kastration konnte noch durch die Transplantation eine Wiederentwicklung von Sexuszeichen erreicht werden. Die Regeneration war keine vorübergehende, sondern erstreckt sich auf viele Jahre. Wenn in objektiver und jeder Kritik standhaltender Weise festgestellt werden kann, daß bis 8 Jahre nach der Transplantation die sekundären Geschlechtsmerkmale des Mannes auf der Höhe der Entwicklung geblieben sind, dann kann kein Zweifel bestehen, daß durch diese Methode der Transplantation Dauerheilungen erzielbar sind. Diese Erfahrungen bilden eine Bestätigung der von Steinach im Tierexperiment beobachteten Erscheinungen, daß die Implantate beim Versuchstier eine auf lange Zeit sich erstreckende Dauerwirkung besitzen. Steinach hat viele Monate nach der Implantation die eingepflanzten Geschlechtsdrüsen exstirpiert und konnte zeigen, daß die Leydigschen Zellen in die muskuläre Basis förmlich eingewuchert waren und hier in Nestern nachgewiesen werden konnten. Diese Form des Weiterlebens des eingepflanzten Gewebes erklärt auch die Dauerwirkung. Es hat sich das eingepflanzte Stück durch die günstigen Ernährungsverhältnisse in seinen wichtigsten Gewebsanteilen, und zwar besonders in jenen, denen wir die endokrine Funktion zuschreiben, erhalten.

Bei den operierten Fällen war bisher nicht Gelegenheit, ähnliche histologische Kontrolluntersuchungen auszuführen, die nur beim Ableben eines solchen Kranken möglich wären. Den Erfolg der Transplantation durch Resektion oder Exstirpation des eingepflanzten Gewebes zu Untersuchungszwecken zu schädigen, halte ich nicht für berechtigt; die beobachteten klinischen Erscheinungen der Wiederentwicklung und Erhaltung somatischer wie psychischer Sexuszeichen sind Beweis genug. Wir dürfen annehmen, daß die histologischen Eigenschaften des Implantates beim Menschen sich ähnlich verhalten wie die beim Versuchstier.

Die Wiederentwicklung der Sexuszeichen ist nach den bisherigen Erfahrungen bei allen Fällen in einer ziemlich systematischen Weise in Erscheinung getreten. Am dritten oder vierten Tag beobachtet man eine sehr intensive Erotisierung, die bald abklingt, um etwa nach einer Woche wieder aufzutreten und dann langsam sich steigernd, dauernd zu bleiben. Dieser Vorgang ist so aufzufassen, daß der wundgemachte Muskel aus dem Implantate die Hormone rasch resorbiert und dieses anfangs eine ähnliche Wirkung entfaltet, wie die intramuskuläre Injektion von Hodensubstanz. Nach 8 bis 10 Tagen, nachdem das Implantat zur Anheilung gekommen und die Neuvaskularisierung in steigender Entwicklung ist, tritt die inkretorische Funktion der eingepflanzten Keimdrüse ein, die, je weiter die Ernährungs- und Blutversorgungsverhältnisse sich bessern, eine um so intensivere wird.

Fast gleichzeitig mit der beginnenden Erotisierung schwanden die Depressionszustände, die Kranken bekamen neue Lebenslust und neue Lebensfreude, ihr Beruf begann wieder Interesse bei ihnen zu erwecken. Als erstes physisches Sexuszeichen, das sich regeneriert, ist die Behaarung anzuführen. Es handelt sich wahrscheinlich nicht um Neuentwicklung, sondern um eine Umwandlung der Lanugohaare zu kräftigen, derben Haaren. Drei Wochen nach dem Eingriff zeigen sich zuerst an der Linea alba die Zeichen der Neubehaarung, im Verlaufe der nächsten Wochen bilden sich an der Brust, in der Gegend der Mamillae, dann am Abdomen, an der Schamgegend und später an den Extremitäten neue Haare. Zuletzt tritt dieses Sympton an den Bart- und Kopfhaaren in Erscheinung. In den nächsten Monaten schwinden die durch die Kastration bedingten charakteristischen Fettanhäufungen. Die Muskulatur des Stammes und der Extremitäten entwickelt sich wieder, die Körperkraft nimmt zu. Die Veränderungen der Stimme, die bei einzelnen Fällen in der Weise beobachtet wurden, daß nach der Transplantation die Stimme rauher und tiefer wurde, können kaum auf anatomische Veränderungen im Kehlkopf zurückgeführt werden, da es sich durchwegs um ausgewachsene Individuen gehandelt hatte, sondern sind eher mit dem Schwinden der psychischen Depressionszustände zu erklären, die auf Sprache und Stimme Einfluß hatten. Veränderungen des äußeren Genitales wurden nur bei einem Fall beobachtet, und zwar bei dem Kranken, bei dem die Kastration in der Pubertät entstanden war und bei dem der Penis in seiner Entwicklung bedeutend zurückgeblieben war; bei diesem Kranken konnte eine beträchtliche Volumzunahme des Penis beobachtet werden. Bei den anderen Kranken war das Genitale schon vollkommen ausgebildet, eine bedeutendere Rückbildung nach der Kastration deshalb kaum möglich. Anders dagegen war das Verhalten der Prostata, deren intakter Bestand abhängig ist von der ungestörten Funktion der Keimdrüsen. Die langsame Rückbildung nach der Kastration, die Wiederentwicklung nach der Implantation war bei allen Fällen zu beobachten. Die Wiederentwicklung der Sexuszeichen ist eine langsame aber stetige und nur abhängig von der Zeit, die seit der Kastration verflossen ist. Je kürzer diese ist, desto rascher kommen die Geschlechtsmerkmale zur Wiederentwicklung und umgekehrt.

Literatur.

Bei Durchsicht der Literatur anläßlich der Niederschrift der ersten Publikation über Hodentransplantationen im Jahre 1916 fand sich eine Arbeit von Lespinasse, der über Erfolge von Transplantationen bei Fröschen und Hühnern berichtet, während seine Ergebnisse bei Hunden, Kaninchen und Meerschweinchen sehr wechselnde waren. Lespinasse hat eine gelungene Transplantation am Menschen ausgeführt, der erste Fall, der in der Literatur gefunden werden konnte. Bei einem 38jährigen Manne, der durch einen Unglücksfall beide Hoden verloren hatte, pflanzte der Autor Hodenstücke von einem normalen Menschen zwischen die Muskelfasern des Musculus rectus abdom. und in den Hodensack ein. Er hat die Keimdrüse in dünne Scheiben geteilt, um eine raschere Blutgefäßversorgung zu erzielen. Einige Tage nach der Einpflanzung stellten sich starke Erektionen und sexuelle Empfindungen ein, die durch fast zwei Jahre anhielten, dann entschwand der Patient aus dem Gesichtskreis des Autors und über sein weiteres Schicksal ist nichts mehr bekannt. Es ist kein Zweifel, daß bei dem Fall von Lespinasse die innersekretorische Wirkung der eingepflanzten Keimdrüsenanteile länger als zwei Jahre angehalten hat. Dieser Fall ist der einzige positive von Hodentransplantationen, der vor der eigenen Mitteilung in der Literatur niedergelegt ist. Über Autotransplantationen von Hoden finden wir einzelne Berichte, so den Fall Ullmanns. Bei einem 18jährigen Jüngling wurde der kryptorche Hoden nach Entfernung des Samenstranges und Abpräparieren der Tunica albuginea in den Hodensack eingepflanzt, wo er primär einheilte. Da der Patient einen zweiten funktionierenden Hoden hatte, Ausfallserscheinungen deshalb nicht eintreten konnten und über das Schicksal des Transplantates in späterer Zeit nicht berichtet wurde, so kann dieser Fall als beweisend für die empfohlene Methode nicht angenommen werden. Ich selbst habe bei 6 Fällen von Nebenhodentuberkulose, bei denen die Erkrankung soweit vorgeschritten war, daß Nebenhoden und ein Teil des Hodens entfernt werden mußten, den Rest des Hodens vor allem deshalb in das Skrotum eingepflanzt, weil bei der Möglichkeit von spezifischer Infektion des Restes eine Transplantation auf den Muskel wegen der Gefahr der Impftuberkulose von vornherein ausgeschlossen erschien. Bei allen Fällen heilte der Hodenteil ein, kam aber teils nach einigen Monaten zur Resorption, teils wurde er wenige Wochen nach dem Eingriff sequestriert. Fast gleichzeitig mit meiner ersten Mitteilung über Hodentransplantation beim Menschen, 1916, erschien ein Bericht von Stocker, der bei Operation von Hodentuberkulose Partikel von gesundem Hodenparenchym in den Hodensack eingepflanzt hat. Seine Beobachtungszeit beträgt mehr als ein Jahr, und der Autor hatte den Eindruck, daß die innersekretorische Funktion der Keimdrüsenteile erhalten geblieben war. Er prüfte das Verhalten durch die Eigenschaft der Keimdrüsenhormone, eine hemmende Wirkung auf die Adrenalinfunktion auszuüben. Es konnte auf diesem Wege der Umfang der Nebennierensekretion bis zu einem gewissen Grade als Maßstab für die Größe der Hodenfunktion gelten. In der ersten Zeit nach der Implantation war die Empfindlichkeit auf Adrenalin eine erhöhte, die Nebennierenfunktion demnach durch den Fortfall der Hemmung eine gesteigerte. Nach Einheilung der Transplantate und deren wirksame innersekretorischen Funktion wurde die Reaktion eine negative. Ein weiterer Beweis für die Erhaltung des Transplantates war die Erhaltung der Libido und Erektionsfähigkeit. Die eigenen Beobachtungen wie die kritische Prüfung der in der Literatur niedergelegten Fälle von Transplantationen in das Skrotum lassen diese Methode als empfehlenswert nur dort erscheinen, wo die Transplantation auf den Muskel nicht indiziert ist. Kreuter teilt aus der Klinik in Erlangen (1919) einen Fall mit, bei dem durch Implantation eines kryptorchen Hodens, der im ganzen in die Muskulatur der Lumbalgegend versenkt wurde, alle Folgeerscheinungen der Kastration behoben werden konnten. Derselbe Autor berichtet nach längerer Zeit, daß Ausfallserscheinungen wieder aufgetreten waren und wendet sich nach seinen Erfahrungen gegen die Hodentransplantation, und meint, daß sowohl heteroplastische wie autoplastische Transplantate der Nekrose verfallen. Er hat einem Homosexuellen nach bilateraler Kastration ein Stück Leistenhoden in das Skrotum verpflanzt; nach 8 Tagen wurde ein heterosexueller Traum beobachtet, nach 3 Wochen aber war der eingepflanzte Hoden nekrotisch. Einem heterosexuellen Tuberkulösen war nach doppelseitiger Kastration ein Hodenstück eines Homosexuellen implantiert worden, es steigerte sich die heterosexuelle Libido. Dem gleichen Patienten war bereits vor zwei Jahren ein halber Leistenhoden mit gutem Erfolg eingepflanzt worden. Bei der Entnahme war das Transplantat nekrotisch, im ganzen narbig umgewandelt. Kreuter behauptet, daß der Erfolg der Transplantation in den ersten Wochen durch hormonale Resorption, später durch Suggestion zu erklären sei. Wenn wir die Beobachtungen Kreuters objektiv beurteilen, so muß die angewandte Methode als nicht ganz entsprechend angesehen werden. Sowohl das Versenken von Hodenteilen in die Muskulatur wie die Einpflanzung in den Hodensack sind für Dauereinheilung nicht günstig und erklären die Mißerfolge.

Haubenreiser berichtet über Transplantationen, bei denen er Hodenscheiben auf die Muskeln brachte und unter 8 Fällen nur einmal einen Erfolg hatte.

Stanley und Kelker haben bei einer Anzahl von Fällen, die teils durch Erkrankungen, teils durch Traumen die Keimdrüsen verloren hatten, Transplantationen in der Weise ausgeführt, daß der einzupflanzende Hoden entweder in das Skrotum eingebettet wurde oder auf die atrophierte Keimdrüse des Patienten fixiert wurde. Die Autoren verwendeten menschliches Material und Widderhoden; mit letzteren konnten keine Erfolge erzielt werden. Nach der Einpflanzung von menschlichen Hoden wurde eine Erhöhung der seelischen und geistigen Kräfte, Wiederentwicklung der Libido beobachtet. Die Wirkung hielt etwa ein Jahr an, nach dieser Zeit kamen die eingepflanzten Organe zur Resorption.

Mühsam hat die freie Hodenüberpflanzung nach der von mir empfohlenen Methode sechsmal bei 5 Patienten ausgeführt; hievon wurden 3 ausgesprochen günstig beeinflußt unter Ausschaltung jeder suggestiven Wirkung. In den beiden anderen Fällen war ein Dauererfolg nicht zu verzeichnen.

Els berichtet (1920) aus der Klinik Garrès über drei Fälle von doppelseitiger Kastration und über vier Fälle von einseitiger Kastration, bei denen gesunde Anteile des Hodens in den Skrotalsack eingepflanzt wurden und die Wirkung der Implantation fast zwei Jahre beobachtet werden konnte. Els weist auf die große Bedeutung der Reimplantation und Implantation von Hoden auf die Muskulatur zur Behandlung der Kastrationsfolgen bei der Behandlung schwerer Fälle von Hodentuberkulose hin.

Liescheid hat im Verein der Ärzte in Halle über Hodentransplantationen berichtet, und zwar hat er bei vier Fällen von Impotenz verschiedener Art den Hoden auf den Obliquus transplantiert. Am 4. bis 10. Tag verspürten die Patienten einen Erfolg, es traten auch Erektionen und Pollutionen auf. Nach einigen Wochen war die Wirkung wieder verschwunden. Der Autor hat auch beim Hunde Transplantationen ausgeführt, doch gingen die Implantate, gleichgültig wo sie eingepflanzt wurden, in kurzer Zeit zugrunde. Liescheid hält den anfänglichen Scheinerfolg für psychisch oder möglicherweise durch eine vorübergehende Zellaktivierung der atrophischen Hoden durch die Hormone des Transplantates bedingt.

In der Diskussion bemerkte Stieve, daß sich im Tierversuche bei Transplantationen von Hoden auf den Muskel die Transplantate 1 bis 2 Jahre erhalten lassen.

Stieda berichtete über zwei Transplantationen, von denen bei einer ein funktioneller Erfolg auftrat, der bereits 11 Monate andauerte.

Charles Morgan erwähnt einen Fall von beiderseitiger Kastration wegen Tuberkulose und Einpflanzung eines Bauchhodens, und zwar der einen Hälfte in den Hodensack; die andere Hälfte wurde, in Scheiben zerschnitten, in die linke Tunica vaginalis implantiert. Nach kurzer Zeit beobachtete man bei diesem Kranken eine auffallende Besserung des Allgemeinbefindens, Erotisierung, Verstärkung des Haar- und Bartwuchses.

Gregory pflanzte einem 68jährigen Mann den gesunden Hoden eines eben an Lungentuberkulose verstorbenen 20jährigen Mannes ein, indem er ihn zerschnitten auf den Musculus transversus legte. Zusehende allgemeine und sexuelle Verjüngung waren das Ergebnis.

Von Enderlen ist eine Arbeit erschienen, die sich mit der Frage der Hodentransplantation befaßt. Enderlen hat bei 4 Fällen Hodentransplantationen ausgeführt, und zwar hat er bei einem 33jährigen Eunuchoiden einen halben Leistenhoden in die Bauchhöhle mit negativem Erfolge versenkt. Im zweiten Falle wurden bei einem 39jährigen Idioten zwei schmale Hodenscheiben, die von einem 54jährigen Manne bei einer Hydrokelenoperation, die zu starker Schwartenbildung geführt hatte, gewonnen worden waren, auf den Pectoralis maior verpflanzt. Nach 16 Tagen wurden diese beiden Scheiben in Narkose entfernt und mikroskopisch untersucht. Es zeigte sich, daß die Hodenkanälchen durchwegs nekrotisch geworden waren, das Interstitium war verbreitert, aufgelockert, von Rundzellen durchsetzt, keine Zwischenzellen nachweisbar. Der dritte Fall betraf einen 23jährigen Mann, bei dem der eine Hoden wegen käsiger Herde im Nebenhoden entfernt worden war, dessen spätere Untersuchung ergab, daß es sich nicht um Tuberkulose gehandelt hatte. Eine flache Scheibe dieses Organes wurde auf den Rectus verpflanzt und nach 16 Tagen im Ätherrausch wieder entfernt. Die histologische Untersuchung zeigte eine Schrumpfung der Kanälchen, kleinzellige Infiltration, Zwischenzellen im spärlichen Maße erhalten. Beim vierten Falle, der einen 36jährigen Mann betraf, dem wegen Tuberkulose beide Hoden entfernt worden waren, wurden aus dem Hoden drei Scheiben, welche einwandfrei erschienen, auf beide Musculi pectorales verteilt. Nach 14 Tagen wurden die eingeheilten Scheiben wieder entfernt und Stücke eines Leistenhodens in die Bauchmuskulatur versenkt. Im Laufe von 4 Monaten traten keinerlei Änderungen im sexuellen Verhalten auf. Wenn man diese Krankengeschichten kritisch und objektiv beurteilt, so muß man zur Erkenntnis kommen, daß die angewandten Methoden die Mißerfolge begreiflich machen. Es ist kein Zufall, daß bei dem eigenen Material ein derartiges Versagen der Hodentransplantation nicht beobachtet werden konnte, und es erscheint berechtigt zu behaupten, daß sich bei Anwendung der empfohlenen Methode ein besserer Ausfall der Transplantationen hätte erzielen lassen.

Einen sehr interessanten Beitrag für die Dauerwirkung des Transplantates bei niederen Tierarten bilden Versuche Kolmers und Koppanyis. Kolmer hat in der biologischen Gesellschaft in Wien (1923) über Hodentransplantationen bei Molchen, die er gemeinsam mit Koppanyi ausgeführt hatte, berichtet, deren Ergebnis das Erhalten des Transplantates durch mehr als 9 Monate war. Die histologische Untersuchung des nach dieser Zeit entfernten Hodens ergab ein vollkommenes Erhaltenbleiben von Zwischengewebe und samenbildendem Anteil. Sollten diese Versuche bestätigt werden, so sind sie wertvolle Beweise für die Dauerwirkung transplantierter Keimdrüsen, denn sie zeigen, daß die öfters wiederholte Behauptung — der Erfolg der Transplantation hänge nur von der angewandten Technik ab — eine absolut zutreffende ist und daß der Grund der Mißerfolge nur in der Versuchstechnik, nicht aber im Wesen des Versuches gelegen ist. Eine Einheilung und länger dauernde Funktion von Heterotransplantaten ist bei Überpflanzungen von Schilddrüsen menschenähnlicher Affen beobachtet worden, von Tieren, deren Körperbau, vor allem aber deren Blutbeschaffenheit der des Menschen sehr ähnlich ist. Diese Eigenschaft scheint nach allen bisherigen Untersuchungen die wichtigste Vorbedingung für die Anpassung des überpflanzten Gewebes im fremden Organismus zu bilden.

Voronoff, der bei an Mixödem erkrankten Kindern Schilddrüsenteile menschenähnlicher Affen verpflanzt hat, sah bei diesen Kranken angeblich vollkommene Heilung und jahrelange Dauerwirkung.

Voronoff hat auch über Hodenüberpflanzungen zur Behebung der Alterserscheinungen berichtet, so über zwei Fälle, bei denen das Material von einem menschenähnlichen Affen stammte. Von einem 5- bis 6jährigen Schimpansen wurden die Hoden auf Menschen überpflanzt. Der Affe, der im Winter an einer Pleuritis zugrunde ging, wurde obduziert und der Skelettbau wie die Entwicklung des Tieres entsprachen beiläufig einem Menschen von etwa 24 Jahren. Der linke Hoden des Tieres wurde am 19. Juni 1922 einem 52 Jahre alten Manne, der sehr dick war und an allgemeiner Körperschwäche litt, eingepflanzt. Drei Monate nach der Einpflanzung hatte der Operierte 7 *kg* verloren, seine Körperkraft hatte sich gebessert, sein Gedächtnis war ebenfalls bedeutend besser geworden, der ganze Mann zeigte eine auffallende Frische und Jugendlichkeit, seine sexuellen Funktionen hatten sich wieder entwickelt. Der rechte Hoden desselben Affen wurde am 22. Dezember 1922 einem 50 Jahre alten Ingenieur eingepflanzt, der durch einen 30jährigen Aufenthalt in Brasilien außerordentlich herunter gekommen war und einen sehr gealterten Eindruck machte; auch bei diesem Kranken hatte die Operation einen außerordentlich günstigen Erfolg. Die histologischen Untersuchungen von Teilen der Hoden des Affen ergab, daß sich die Hoden in einem jugendlichen Stadium befanden, ähnlich den Hoden jugendlicher Individuen im präspermatogenetischen Stadium.

Kühl hat Nebenschilddrüsen des Kalbes bei Paralysis agitans mit dem Erfolg eingepflanzt, daß sich ein Teil der Symptome besserte. Analoge Besserungen wurden gelegentlich auch bei den an der Klinik Eiselsberg operierten 4 Fällen beobachtet, über die Breitner berichtet hat, doch hielten diese nicht lange an, konnten jedoch durch Weiterbehandlung mit verschiedenen Parathyreoideapräparaten (Paraglandol) durch längere Zeit fixiert werden.

Thorek hat bei katarrhinen Affen nach beiderseitiger Kastration heteroplastisch Affenhoden eingepflanzt, die früher durch Röntgenbestrahlung zu Interstitialomen verwandelt wurden. In einem Falle wurde dem Affen ein kryptorcher Menschenhoden eingepflanzt. Die Ergebnisse waren befriedigend, auch das Heterotransplantat vom Menschen auf den Affen war erfolgreich. Thorek schloß aus seinen

Versuchen, daß der hormonproduzierende Teil der männlichen Keimdrüse das Zwischengewebe ist. Im Jahre 1922 hat Thorek die erste Transplantation beim Menschen ausgeführt, und zwar mit menschlichen Hoden und mit Affenhoden. Seine Methode besteht im Prinzip darin, daß der Hoden im ganzen verwendet wird und die Tunica albuginea mittels Thermoelektrokauter an mehreren Stellen verletzt wird, um das Einwachsen von Gefäßen an diesen Stellen und deren Verbindung mit der Tunica vasculosa zu ermöglichen; das Organ selbst wird in das Spatium retrorenale versenkt, da nach der Auffassung des Autors die Ernährungsverhältnisse dort sehr gute sind und die Fixierung ohne plastische Hilfsmittel gelingt.

Seine Indikationen für diesen Eingriff, die angegebenen Vorsichtsmaßregeln bei der Wahl des Implantates, die Feststellung, daß das brauchbarste Material das menschliche ist und die mitgeteilten Mängel der Heterotransplantate sind nur eine vollkommene Bestätigung meiner seit 1916 erschienenen Publikationen über dieses Thema, in denen das von Thorek Mitgeteilte enthalten ist. Thorek bespricht die Operationen der anderen Autoren und berichtet, daß den meisten dieser Methoden Mängel anhaften, deren Folge entweder eine Abstoßung des Transplantates, eine Vereiterung oder rasche Resorption sei. Er befaßt sich auch bei der Besprechung der Wahl des Ortes, an den das Transplantat gebracht werden soll, und dem er ebenfalls, wie ich in meinen früheren Publikationen, die größte Wichtigkeit zuspricht, mit meinen Versuchen. Seine Mitteilung, daß es bei der eigenen Methode in einer größeren Anzahl von Fällen zur Resorption kam, ist jedoch nicht in Einklang zu bringen mit meinen früheren Publikationen, denn aus diesen ist klar ersichtlich, daß ich bis zum Jahre 1919 über achtzehn Fälle von Hodentransplantationen, die mit Erhaltung des eingepflanzten Hodens geheilt waren, berichtet habe. Die vier mitgeteilten Fälle von Transplantationen in den Hodensack, die Mißerfolge waren, wurden von mir gerade als Beweis für die Brauchbarkeit meiner Transplantationsmethode auf den Muskel angeführt und für die Mangelhaftigkeit der Methode, in das Skrotum zu transplantieren. Thorek legt großes Gewicht auf das Ausschalten des Druckes auf das Transplantat. Auch dieses Moment habe ich des öfteren schon hervorgehoben und es ist mit eine der Grundbedingungen meiner Methode. Das Heterotransplantat wird dort, wo menschliches Material nicht zu beschaffen ist, Ersatz für dieses bieten; ob seine Wirkung ebenso mächtig und ebenso lange andauernd wie die des menschlichen Organes sein wird, ist mehr als zweifelhaft.

Resümieren wir die bei der Operation der Kastrationsfolgen erwachsener Menschen erzielten Erfolge, so kommen wir zu folgenden Ergebnissen: Es wurden sieben Fälle operiert, von denen bei fünf eine dauernde Wirkung zu erreichen war; bei zwei Fällen trat etwa ein

Jahr nach dem Eingriffe wieder eine langsame Rückbildung der Sexuszeichen ein, die den Kranken nach mehreren Monaten bis auf geringe Änderungen in denselben Zustand versetzte wie vor der Operation. Bei diesen zwei Fällen ist das Transplantat ein Jahr nach dem Eingriff zur Aufsaugung gekommen. Die Einpflanzung einer Keimdrüse hatte nicht nur ihren Einfluß bei solchen Kranken ausgeübt, bei denen die Kastration wenige Monate vor der Einpflanzung stattgefunden hatte, sondern auch 10 und 11 Jahre nach dem Verlust der Keimdrüse ist es zur Wiederentwicklung und dauernden Erhaltung der Sexuszeichen gekommen. Ganz besonders beweisend wirkt der Fall IV, bei dem sich in der Pubertätszeit die Kastrationsfolgen entwickelt und das klassische Bild des eunuchoiden Hochwuchses ausgebildet hatte. Bei diesem Kranken war der Erfolg der Transplantation ein ganz ausgezeichneter; von den wirksamsten Erscheinungen ist besonders die beträchtliche, fast die Norm erreichende Vergrößerung des Penis und der Prostata wie die Neubehaarung hervorzuheben.

Es braucht weiter nicht ausgeführt werden, daß die von Einzelnen vertretene Behauptung, die Wirkung der Transplantation sei eine suggestive, unrichtig ist, denn gerade die Kastrationsfolgen sind Erscheinungen, die beim Tier und beim Menschen absolut abhängig sind vom Fehlen der Keimdrüsen, und deren Wiederentwicklung nur durch das Wiedereinsetzen der inkretorischen Funktion dieses Organes erklärt werden kann. Eine Neubehaarung, Größenzunahme des äußeren Genitales, Regeneration der Prostata, kurz die Wiederentwicklung der rückgebildeten Sexuszeichen und deren Erhaltung durch viele Jahre können nur bedingt sein durch das Bestehen funktionsfähiger Keimdrüsengewebe in dem Transplantate.

Die Einheilung und die Dauerwirkung des Transplantates ist abhängig von der Art der angewandten Technik und von der Funktionsfähigkeit des eingepflanzten Organes. Wird die Operation entsprechend ausgeführt, ist das zur Einpflanzung verwendete Keimdrüsengewebe funktionsfähig, dann müssen in einer großen Prozentzahl von Fällen Heilungen eintreten; nicht der Zufall darf den Erfolg bestimmen, sondern dieser muß in Konsequenz der beiden erwähnten Bedingungen eintreten.

b) Eunuchoidismus.

Eine mangelhafte Anlage der Keimdrüsen, in früher Jugend entstandene Atrophie dieser Organe oder deren Entfernung in dieser Zeit bedingen durch den Ausfall der inkretorischen Funktion charakteristische Veränderungen des Gesamtorganismus, die ausgesprochener sind als die Kastrationsfolgen beim Erwachsenen. Eine häufige Ursache für die Entstehung des Eunuchentypus war die Kastration jugendlicher Individuen, die schon im Altertum aus religiösen oder kulturellen Gründen bei den verschiedenen Völkern geübt wurde. So berichtet Herodot, daß die Griechen, Ägypter und Römer ihre jungen Sklaven verschneiden ließen. Diese grausame Sitte läßt sich bis in die Neuzeit verfolgen und nicht nur im Osten finden wir Eunuchen, sondern auch im Abendlande wurde dieser Eingriff bei Knaben ausgeführt, die zu Chorsängern ausgebildet werden sollten; bei einer religiösen Sekte in Rumänien, den Skopzen, besteht diese Sitte noch heute.

Angehörige dieser Sekte waren Objekte, die unsere Kenntnisse über Kastrationsfolgen jugendlicher Individuen außerordentlich erweiterten. Tandler und Groß hatten Gelegenheit, sowohl an Lebenden wie durch Sektion verstorbener Skopzen eingehende anatomische Aufklärungen über die Folgen der Frühkastration zu sammeln. Es war bekannt, daß die Frühkastration beim Menschen und Tier Hochwuchs zur Folge hat, man fand Körperlängen bis 200 *cm*. Dieser Hochwuchs setzt erst zur Zeit der Pubertät ein, ist bedingt durch den verzögerten Epiphysenschluß; bei manchen Fällen findet man, daß Epiphysenfugen bis in das höhere Alter offen bleiben. Die Verknöcherung einzelner Nähte am Schädel ist ebenfalls verzögert, die Zeichnung der Stirn-, Kranz-, Pfeil- und Lambdanaht bleibt lange erhalten. Der Kopf ist klein, die Hinterhautschuppe abgeflacht, die Sella turcica häufig auffallend groß. Die Wirbelsäule relativ kurz, die Extremitäten, besonders in ihren distalen Anteilen, auffallend lang, wodurch ein bedeutendes Überwiegen der Unterlänge über die Oberlänge und relativ große Spannweite bedingt wird. Die Schulterbreite ist vermindert, das Becken zeigt eine Mittelform zwischen männlichem und weiblichem Becken; es ist infantil. Der Kehlkopf bleibt klein, verknöchert nicht und zeigt kindliche Dimensionen. Die Stimme mutiert nicht, der kindliche Sopran bleibt erhalten. Die Knochen sind zart, die Muskelinsertionsstellen nur wenig entwickelt; die Haut ist zart, blaß, pigmentarm, die Fettverteilung eine charakteristische. Wir finden Fettwülste in der Unterbauchgegend, besonders am Mons veneris, der durch eine horizontale Falte nach oben begrenzt wird, ferner an den Nates, den Hüften und Oberschenkeln, an den Mammae und seitlich an den oberen Augenlidern. Das Kopfhaar ist dicht, das Gesicht bartlos, nur Lanugobehaarung aufweisend. Im späteren Alter wachsen einzelne borstige Haare an den seitlichen Partien der Oberlippen, der Stamm ist haarlos, die Achselhaare fehlen oder sind sehr spärlich, ebenso die Schamhaare; auch das Perinäum bleibt haarlos.

Fast identisch den Folgen der Frühkastration ist ein Symptomenkomplex, der bei Menschen zur Entwicklung kommt, bei denen die Keimdrüsen mangelhaft angelegt und insbesondere in der Pubertätszeit unzureichend oder gar nicht funktioniert hatten.

Griffith hat diese Fälle zuerst beschrieben und mit dem Namen Eunuchoide bezeichnet und damit Menschen charakterisiert, die in ihren klinischen Erscheinungen dem echten Eunuchentypus entweder vollkommen gleichen oder ihm außerordentlich ähnlich sind. Man unterscheidet hochwüchsige, mit der typischen Fettverteilung der Eunuchen, oder aber sehr fette Individuen von nicht abnormer Größe, bei denen auch das Mißverhältnis zwischen Ober- und Unterlänge ebenfalls besteht. Die Epiphysenfugen persistieren abnorm lang, die Skelettdimensionen sind durch eine besondere Länge der Extremitäten charakterisiert, der genitale Hilfsapparat ist unterentwickelt. Bei diesen Formen handelt es sich um primäre Keimdrüsenschädigungen und die durch die mangelhafte oder fehlende Funktion dieser Organe bedingten Folgeerscheinungen.

Die Gestalt der Eunuchoiden ist durch ihre Schlankheit ausgezeichnet, auch bei den fetten Individuen finden wir grazilen Knochenbau und auffallend lange Röhrenknochen. Der Kopf ist klein, die Hände schmal und lang. Der Hochwuchs und das Überwiegen der Extremitätenanlage kommt, wie schon erwähnt wurde, durch das abnorm lange Offenbleiben gewisser Epiphysenfugen zustande, und zwar sind es nach Tandler und Groß hauptsächlich die Epiphysenfugen am sternalen Klavikularende, am proximalen Humerusende, am distalen Ende von Radius und Ulna, am proximalen Ende der Tibia und Fibula, an der Crista ilei, am Tuber ossis ischii. Im späteren Alter können die Epiphysenfugen vollkommen geschlossen sein. Die Sella turcica ist, soweit bisher Untersuchungen vorliegen, normal groß oder eher klein (Tandler, Groß, Falta). Die Dentition ist oft verlangsamt, man findet noch im 20. Lebensjahr Milchzähne. Der Kehlkopf bleibt knorpelig und behält die kindlichen Dimensionen, die Stimme ist hoch, meist schrill. Alle Fälle zeigen die typische Fettverteilung. Das Kopfhaar ist reichlich entwickelt, im Gesichte keine Barthaare, nur Lanugohaare, mangelhafte Behaarung der Achselhöhle, des Stammes und des Mons veneris. Die Haut zart, blaß, bei den älteren Individuen auffallend viele Falten und Runzeln. Die Muskulatur ist wenig entwickelt, das Genitale hypoplastisch, der Penis sehr klein, das Skrotum flach, haarlos, die Hoden klein, weich, die Prostata sehr klein. Der Eunuchoidismus findet sich häufiger beim männlichen Geschlecht als beim weiblichen; die Ursache des Eunuchoidismus ist in einer mangelhaften Entwicklung der Keimdrüse zu sehen. Es ist möglich, daß bei manchen Fällen in früher Jugend traumatische und infektiöse Insulte diese Organe geschädigt und dadurch den Eunuchoidismus herbeigeführt hatten; es wäre da an Mumps, Scharlach und andere Infektionskrankheiten zu denken. Der Eunuchoidismus ist oft hereditär.

In der Literatur sind eine ganze Anzahl solcher Beobachtungen niedergelegt. So hat Falta vier Fälle, und zwar einen $13^1/_2$jährigen Knaben, einen 20jährigen Mann, einen 23jährigen und einen 28jährigen

Mann, beschrieben, bei denen die charakteristischen somatischen und psychischen Veränderungen des Eunuchoidismus entwickelt waren.

Sainton hat über familiäres Auftreten von Eunuchoidismus berichtet, von fünf lebenden Geschwistern waren drei, außerdem ein Onkel und ein Großonkel, Eunuchoide.

Julius Bauer nimmt an, daß sich eunuchoide Skelettproportionen nicht nur bei hochwüchsigen, sondern gar nicht selten bei hypopituitären Zwergen mit konsekutivem Hypogenitalismus, ferner bei gesunden, sonst normalen Individuen vor der Pubertätszeit beobachten lassen, wo also keineswegs ein bei offenen Epiphysenfugen länger mögliches und anhaltendes Wachstum der Röhrenknochen die Ursache für die disproportionale Extremitätenlänge abgeben kann. Auch als Rassenmerkmale kommen unverhältnismäßig lange Extremitäten bei gewissen Negerstämmen vor, deren Pubertät dabei schon frühzeitig einsetzt. Die Ursache der disproportionalen Extremitätenlänge kann also in gewissen Fällen kaum anders als autochthon-chromosonal bedingt sein, wobei allerdings eine Insuffizienz der innersekretorischen Keimdrüsenanteile diese eunuchoide Skelettproportionierung protektiv fördert. Anders wäre ja die eunuchoide Skelettproportion bei Frühkastraten, aber auch bei einem mit Gumma der Hypophyse behafteten Zwerg, also bei konditionellen Vegetationsanomalien, nicht zu erklären.

Bauer vertritt die Auffassung, daß die Anlage für disproportional lange Extremitäten und Hypogenitalismus, ebenso wie die Anlagen für disproportional kurze Extremitäten und Hypergenitalismus gekoppelt zu sein scheinen. Andererseits muß aber auch dem Keimdrüsenhormon ein hemmender Einfluß auf das enchondrale Wachstum der Röhrenknochen zugeschrieben werden.

Differentialdiagnostisch kommen Infantilismus und hypophysäre Dystrophie in Betracht. Bei ersterem findet man Erhaltenbleiben der kindlichen Dimensionen — auch die Psyche bleibt infantil —, währenddem dies bei Eunuchoiden nicht der Fall ist. Die Abgrenzung des Eunuchoidismus gegenüber der hypophysären Dystrophie ist recht leicht. Beiden gemeinsam ist die Genitalstörung und die damit in Zusammenhang stehende Fettverteilung; bei der hypophysären Form findet sich, wenn sie im Kindesalter einsetzt, ausgesprochene Wachstumshemmung, bei der eunuchoiden Form Hochwuchs oder wenigstens keine Wachstumsstörung.

Diesen körperlichen Defekten steht sehr oft eine hohe Intelligenz gegenüber, die diese Menschen den Grund ihrer Minderwertigkeit bald erkennen läßt und die Ursache schwerer seelischer Depressionen wird. Dieser Umstand mag es vielleicht bedingen, daß Tücke und Rachsucht ihnen zugeschrieben werden. Wir finden auch häufig künstlerische Begabung, doch ohne die gewisse Vollkommenheit, wie wir sie beim normalen Manne beobachten können. Die Medizin hat sich mit einer Beeinflussung dieses Zustandes befaßt und vor allem versucht, gewisse äußere Merkmale, die diese von den anderen Menschen auffällig unterscheiden, zu beheben. Das waren vor allem die an einzelnen Stellen des Körpers entwickelten übermäßigen Fettanhäufungen, die durch internen Gebrauch von Thyreodin zur Rückbildung gebracht werden sollten.

Apert hat einen Fall berichtet, bei dem eine Gewichtsabnahme nach Thyreodingebrauch um $2^1/_2$ *kg* und angeblich auch ein Wachsen des Penis beobachtet werden konnte. Auch Parhon und Mihselesco haben über ähnliche Erfolge berichtet.

Falta hat bei einigen Fällen durch die Thyreodintherapie eine sichtliche Rückbildung der Fettanhäufungen erzielen können.

Von der Annahme ausgehend, daß Röntgen- und Radiumstrahlen ein stärkeres Wachstum der innersekretorischen Anteile in den Geschlechtsdrüsen bewirken können, hat Freund versucht, durch Radium- und Röntgenbestrahlung auf die Keimdrüsen eine stärkere endokrine Tätigkeit dieser Organe zu erzielen, doch haben seine Versuche keinen befriedigenden Erfolg gezeitigt. Die innerliche Darreichung von Hodensubstanz, die Injektion der verschiedenen Hodenextrakte versagten und konnten keinen gestaltenden oder bleibenden Einfluß auf die rudimentären Sexuszeichen ausüben.

Überblickt man die bisher angewendeten therapeutischen Versuche, so ergibt sich, daß eine erfolgreiche Behandlungsmethode für den Eunuchoidismus bisher noch nicht bestanden hatte. Da durch Transplantation die Kastrationsfolgen Erwachsener behoben werden konnten, war es naheliegend zu versuchen, auch den Eunuchoidismus durch diese Operation zu beeinflussen.

Die Erfolge waren recht verschiedene, bei einzelnen Fällen konnte eine fast vollkommene Wiederherstellung erreicht werden, bei anderen war der Effekt des Eingriffes ein negativer. Berücksichtigt man, daß beim Eunuchoidismus die Anlage der Sexuszeichen oft eine sehr wenig ausgesprochene ist, so wird es verständlich, daß bei älteren Individuen, die das 30. Lebensjahr erreicht oder überschritten haben, das eingepflanzte Organ auch bei voller Wirkung rudimentär angelegte Geschlechtsmerkmale kaum mehr zur Entfaltung bringen kann; um so erfreulicher war es, daß auch bei solchen Fällen manches für den Kranken Bedeutungsvolle erzielt werden konnte.

Das beobachtete Material umfaßt acht Fälle, deren Krankengeschichten nachfolgend mitgeteilt werden.

Krankengeschichten.

Fall I. A. B., 21 Jahre alt, Bankbeamter, aufgenommen am 12. November 1918 auf die urologische Abteilung des L.-Spitals Nr. II in Wien.

Kind gesunder, normal entwickelter Eltern, besitzt eine jüngere Schwester, die körperlich und geistig ihrem Alter (16 Jahre) entsprechend entwickelt ist. Der Kranke war als Kind sehr scheu, hat die Spiele mit Knaben gemieden, da diese ihm zu wild waren, und suchte immer die Gesellschaft von Mädchen, deren Zartheit ihm mehr zusagte, ohne je ein anderes Gefühl als das der Freundschaft für diese zu empfinden. Er war sehr zartfühlend, jedoch leicht erregbar und sehr jähzornig. Das Lernen in der Schule fiel ihm sehr schwer, er konzentrierte sich nicht leicht, war immer zerstreut und unaufmerksam, absolvierte mit Mühe die Bürgerschule und eine kaufmännische Fortbildungsschule, wurde dann Bankbeamter. Seit seinem 20. Jahre besteht ein gewisses Interesse für das weibliche Geschlecht, jedoch in sehr geringem Maße und ohne jemals eine wirkliche sexuelle Erregung auslösen zu können; trotzdem er dem Beispiel seiner Kollegen folgend, sich oft in Gesellschaft junger Mädchen begibt, hatte er niemals Erektionen. Eine wirkliche Libido oder ein heftigeres sexuelles Verlangen ist niemals aufgetreten. Das ganze Wesen des Kranken ist ein sehr schüchternes, zurückhaltendes, es fehlt jede männliche Energie, jedes heftigere Wollen.

Status praesens: Sehr großer, blasser, zarter Mann, 183 *cm* hoch, mit typischem Überwiegen der Extremitätenlänge gegenüber der Rumpfgröße. Acromion—Spina ischiad. ant. 43 *cm*, Spina ischiad. ant. — Malleolus extern. 106 *cm*, Acromion—Mittelfinger 80 *cm*, Gewicht 61 *kg*. Die Hautdecke blaß, gelblich, das Gesicht weist sehr zarte, kindliche Züge auf, ist vollkommen bartlos. Das Kopfhaar ist gut entwickelt, sehr zart, der Rumpf haarlos, in den Achselhöhlen nur Lanugohaare, die Schambehaarung spärlich, nach oben horizontal abgegrenzt, Perinäum haarlos, obere und untere Extremitäten haarlos. Der Penis klein, entspricht der Größe eines 12jährigen Knaben. Beide Hoden im Hodensack haselnußgroß, auffallend weich. Die Muskulatur sehr zart, geringes Kraftgefühl. An den Nates wie an beiden Oberschenkeln Fettanhäufungen. Die Prostata ist per rectum als kaum bohnengroßes Organ nachweisbar; auch durch kräftige Expression konnte kein Sekret erlangt werden. Innerer Organbefund normal. Röntgenologisch: Die Epiphysenfugen verstrichen, am Schädel keine Veränderung der Sella turcica nachweisbar. Schilddrüse vorhanden, etwas kleiner entwickelt. Die Stimme ist eine hohe Diskantstimme. Der Kehlkopf ist auffallend klein, von kindlichem Typus. Blutbefund normal, Harnbefund normal. Das sexuelle Empfinden nur angedeutet, eine wirkliche Libido besteht nicht, nie erotische Träume.

Eunuchoidentypus, bedingt durch mangelhafte Entwicklung der Keimdrüsen. Es wird der Versuch beschlossen, durch Implantation eines vollwertigen Hodens die noch restituierbaren sekundären männlichen

Geschlechtscharaktere zur Entwicklung zu bringen oder in ihrer bestehenden Anlage zu verstärken.

16. November 1918 Operation: In Äthernarkose wird in beiden Leistengegenden je eine Hodenhälfte in typischer Weise implantiert. Das Implantat stammt von einem 28jährigen, kräftigen, sehr männlichen Individuum, dem anderwärts vor 6 Monaten anläßlich einer Hernienoperation der linke Hoden in die Narbe eingenäht und das Vas deferens verletzt wurde. Die Entfernung dieses Hodens war durch die Schmerzen und das sonst nicht behebbare Rezidiv der Hernie indiziert. Heilung per primam.

Eine Woche nach dem Eingriff Auftreten von Erektionen, die sich in den nächsten Wochen öfter einstellen. Drei Wochen nach der Operation wird der Kranke aus dem Spital entlassen und bleibt in dauernder genauer Kontrolle. In den ersten zwei Monaten wird ein langsames Erwachen der Libido beobachtet. Das Interesse für das weibliche Geschlecht macht sich bemerkbar, der Kranke ist lustiger, arbeitsfreudiger; somatisch in den ersten acht Wochen keine Veränderungen. In der neunten Woche wird die Stimme heiser, tiefer, er kann nur mit Mühe laut sprechen und ermüdet bei längerem Reden. Dieser Zustand dauert etwa zwei Monate, dann ist seine Stimme reiner und tiefer geworden, doch ist beim lauten, längeren Sprechen immer noch eine gewisse Heiserkeit zu beobachten.

Anfang März 1919: Erster erotischer Traum mit Pollution; im Hemde sind Spuren eines Ejakulates zu finden, das Auswaschen der Flecke und die mikroskopische Untersuchung ergibt keine Spermatozoen. Gleichzeitig ist das Auftreten zarter, dunkler Haare an den Mamillae, der Linea alba und den Oberschenkeln zu beobachten, die Schamhaare sind kräftiger, derber, reichlicher. Die Prostata läßt sich exprimieren und entleert einige Tropfen charakteristischen Sekretes. Der Penis hat an Volumen sichtlich zugenommen, der sexuelle Trieb ist im Wachsen, das Wesen des Kranken ein viel freieres, energischeres.

In den nächsten drei Monaten nehmen diese Veränderungen an Intensität langsam zu, die Pollutionen treten 2—3mal im Monat auf, das Ejakulat wird reichlicher.

November 1919: Die Behaarung hat deutliche Fortschritte gemacht, an der Oberlippe zahlreiche, dunkle, bis $^1/_4$ *cm* lange Haare, auch an der Wange und am Kinn hie und da dunkle, derbe Haare, in den Achselhöhlen kräftige, bis 3 *cm* lange, derbe Haare, die Linea alba deutlich behaart, die Schamhaare dicht, kräftig. Die Stimme tiefer, heiser. Die Muskulatur an den Oberschenkeln und Oberarmen kräftig, derb, der Penis deutlich voluminöser, auch die beiden Testikel sind größer, ihre Konsistenz eine derbere, elastischere. Die Prostata mehr wie haselnußgroß, läßt bei der Massage einige Tropfen charakteristischen Sekretes exprimieren. Häufige Erektionen und Pollutionen, erotische Träume, mit Erfolg ausgeführter Koitus. Der Kranke ist sehr lebenslustig, energischer, arbeitsfähiger und sehr leistungsfähig, wird in seinem Amte von seinen Vorgesetzten sehr gelobt. Er hat sich verlobt und beabsichtigt zu heiraten.

Jänner 1922: Die Veränderungen im gleichen Maße bestehend, gute Erotisierung. Koitus öfter im Monat ausführbar. Im Ejakulat lebende Spermatozoen. Prostata, Hoden wie äußeres Genitale von fast normalen Dimensionen.

Bei diesem Kranken ist durch die Implantation eine dauernde und sichtbare Beeinflussung seiner Sexuszeichen bewirkt worden; es ist durch die Implantation eine direkte Einwirkung in regenerativem Sinne auf die eigenen unterentwickelten Keimdrüsen erzielt worden, die sich sowohl durch die Vergrößerung der Organe, wie vor allem durch die Entwicklung der Spermatogenese gekennzeichnet hat.

Fall II. B. C., 26 Jahre alt, Beamter, aufgenommen am 15. April 1919 in das Kaufmännische Spital.

Eltern gesund, normal entwickelt; ebenso ein Bruder und eine Schwester. Der Kranke hat als Kind nur Masern und Keuchhusten mitgemacht, sonst war er immer gesund. Sein Temperament war ernst, phlegmatisch, er war sehr zartfühlend und mied die wilden Spiele seiner Altersgenossen. In der Schule hat er gut gelernt dank seines guten Gedächtnisses und seiner guten Auffassung. Mit 10 Jahren erwachte sein Geschlechtstrieb, war aber sehr gering; damals fiel ihm schon die außerordentliche Kleinheit seines Penis auf. In den Unterklassen des Gymnasiums sehr guter Schüler. In seinem 16. Lebensjahr trat eine auffallende Veränderung seines Wesens auf, eine merkwürdige Trägheit bemächtigte sich seiner, die ihn in allen körperlichen und geistigen Handlungen hemmte; seine Leistungen in der Schule wurden auffallend schlechter, er mied körperliche Bewegung, jede sportliche Leistung. Sein Körpergewicht, das sich bis dahin in normalen Grenzen bewegte (mit 13 Jahren 38 *kg*), nahm auffallend zu. Diese merkwürdige lähmende Trägheit blieb seither bestehen. Er besitzt ein starkes Sprachentalent und ist für Musik sehr begabt, doch der Mangel an Energie, die Trägheit lassen ihn in beiden nichts Vollkommenes erreichen. In seinem Berufe kommt er durch seine gute Auffassungsgabe und sein gutes Gedächtnis gut vorwärts, doch steht sein träges, phlegmatisches Temperament im krassen Gegensatz zu seinem stark entwickelten Ehrgeiz. Sein Wesen ist ein sehr zurückhaltendes, weiches und wehleidiges, er ist sehr empfindlich und es fehlt ihm unbedingt die zu allem nötige Energie, dagegen ist seine Phantasie sehr lebhaft entwickelt. Sein Geschlechtstrieb, der immer sehr schwach war, ist ein vollkommen heterosexueller, jedoch von sichtlich abnehmender

Intensität. Seit seinem 20. Lebensjahr ist seine Beleibtheit in auffallender Zunahme.

Status praesens: Mittelgroßer, blasser, dicker Mann, Körperlänge 175·7 *cm*, Unterlänge 92 *cm*, Spannweite 180·5 *cm*, Brustumfang mittel 93 *cm*, inspiratorisch 96 *cm*, exspiratorisch 90 *cm* (proportioneller Brustumfang: exspiratorisch 51·2 *cm*), größter Bauchumfang 96 *cm*, Sitzhöhe 89 *cm*, Rumpflänge 50 *cm*. Körpergewicht 83 *kg*. Die Hautdecke blaß, gelblich. Die Gesichtshaut ist sehr zart, die Züge sehr weich, kindlich. Das Kopfhaar reichlich, dunkel, zart. Das Gesicht vollkommen bartlos, der Rumpf vollkommen frei von Haaren, auch die Achselhöhlen. An den Unterschenkeln ganz vereinzelte dunklere Haare, sonst die Extremitäten ganz haarlos. Die Schamhaare sehr spärlich, zart, nach dem Abdomen horizontal abgegrenzt. Perinäum haarlos. Die beiden Mammae durch reichliche Fettablagerung zu faustgroßen prominenten Gebilden entwickelt, an den Nates, den Oberschenkeln und dem Unterbauch mächtige Fettdepots. Die Epiphysenfugen röntgenologisch verstrichen. Am Schädel keine Vergrößerung der Sella turcica nachweisbar. Das Becken breit ausladend. Kehlkopf klein, von infantilen Dimensionen. Die Stimme eine hohe Diskantstimme. Die Schilddrüse nachweisbar, scheinbar normal, eine einer persistierenden Thymusdrüse entsprechende Dämpfung nicht bestehend. Innerer Organbefund normal. Blutbefund zeigt eine deutliche Verminderung des Hämoglobingehaltes, die Zahl der roten und weißen Blutkörperchen ist normal. Harnbefund normal. Das äußere Genitale präsentiert einen kaum 4 *cm* langen, 1 *cm* im Durchmesser betragenden Penis, der seiner Größe und Entwicklung nach dem eines 5—6jährigen Knaben entspricht. Das Skrotum zeigt deutlich Andeutung einer Spaltung; in beiden Hodensackhälften je ein kaum bohnengroßer, weicher Testikel, die Prostata ist per rectum nicht nachweisbar, auch läßt sich weder Sekret exprimieren noch in dem nach der Massage entleerten Harn nachweisen. Samenblasen bei Exploration in Seitenlage nicht tastbar.

Typischer Eunuchoidismus, bedingt durch Unterentwicklung der Geschlechtsdrüsen.

Versuch, durch Implantation eines vollwertigen Hodens eine Beeinflussung der sekundären Geschlechtscharaktere zu erzielen.

17. April 1919 Operation: In Äthernarkose wird in typischer Weise in jede Leistengegend je eine Hodenhälfte implantiert. Das Implantat ist ein gut entwickelter, fast pflaumengroßer Leistenhoden eines 22jährigen, vollmännlichen Individuums. Normaler Heilungsverlauf. Der Kranke wird 16 Tage nach der Operation aus der Anstalt entlassen.

In den ersten Wochen nach der Operation öfteres Auftreten von Erektionen. Sechs Wochen nachher sind an den Mammae, der Linea alba wie auch in der Schamgegend eine ganze Anzahl zarter, dunkler

Haare zur Entwicklung gekommen, deren Entstehung aus präexistenten Lanugohaaren sehr wahrscheinlich ist. Die Gesichtshaut wird spröder, im Gesichte zu dieser Zeit noch keine Haarentwicklung. Die Stimme hat ihre hohe Lage beibehalten, doch ist sie heiser, das laute Sprechen ist anstrengender. Der Geschlechtstrieb ist stärker entwickelt. Patient hatte einige Male erotische Träume mit kräftigen Erektionen. Deutliche Änderung der Psyche, die Stimmung ist andauernd eine lebhaftere, fröhlichere, zufriedenere.

Juli 1919: Deutliche Entwicklung von zarten dunklen Haaren an den Wangen und am Kinn, Entwicklung einzelner dunkler Haare in den Achselhöhlen, die Behaarung der Schamgegend hat zugenommen. Der Geschlechtstrieb, die Libido sind gut entwickelt, häufige, kräftige Erektionen. Der Kranke hat trotz Abratens die Absicht, im August zu heiraten, da er annimmt, daß durch das Zusammenleben mit einer Frau seine Entwicklung bessere Fortschritte machen wird.

September 1919: Vier Wochen nach der Heirat somatisch keine besonderen Veränderungen. Die Behaarung im gleichen, nur besteht eine sichtliche Abnahme der Fettablagerungen an den Mammae, die Stimme etwas tiefer, heiser, der Kranke gibt an, den Koitus mit voller Befriedigung ausführen zu können, doch kommt es zu keinem Samenerguß. Seine Stimmung ist eine vorzügliche, er ist arbeitsfähiger und ermüdet viel schwerer. Die rektale Untersuchung ergibt keine nachweisbaren Veränderungen an der Prostata.

Februar 1920: Die Gesichtszüge etwas schärfer, die Gesichtshaut derber, an den Wangen Haarentwicklung. Der Kranke muß sich einmal in der Woche rasieren lassen. Die Haarentwicklung in den Achselhöhlen und am Rumpfe im gleichen, an den Oberschenkeln zarte, dunkle Haare an verschiedenen Stellen nachweisbar. Die Abnahme der Fettanhäufung an den Mammae im Fortschreiten. Die Stimme heiser. Koitus öfter in der Woche ausführbar, kein Ejakulat. Die Untersuchung der Prostata läßt jetzt das Organ als etwa haselnußgroß nachweisen, ein Sekret ist nicht zu exprimieren. Psychisch sehr gute Stimmung, energischer, lebensfroh.

23. Juli 1920: Dreimal im Monat Koitus. Arbeitsfähigkeit gegenüber der Zeit vor der Operation bedeutend gesteigert. Kopfschmerzen, die früher bestanden haben, sind verschwunden. Die Behaarung an den Mamillae, Linea alba, Pubes und Axillen stärker, ebenso an den Oberschenkeln, am Perinäum und um den After. Patient hat eine Bergpartie mit Leichtigkeit gemacht.

Im Verlaufe der letzten zwei Jahre hat sich nichts Wesentliches an seinem Zustand geändert, der Kranke ist mit seinem physischen und psychischen Befinden zufrieden.

Fall III. D. E., 25 Jahre alt, Student, aufgenommen am 1. Mai 1919 in das Kaufmännische Spital.

Der Kranke stammt aus gesunder Familie. Eltern und Geschwister normal entwickelt. Aus seiner Kindheit erinnert sich der Patient nur an einen besonderen Hang für Spielereien und insbesondere für Puppen. Erst mit dem 14. Lebensjahr wurde er auf seinen Zustand, die auffallende Kleinheit seiner Geschlechtsorgane, aufmerksam, doch legte er diesem Befunde, der scheinbar keinen Einfluß auf sein Wesen, das vorwiegend heiter und lustig war, hatte, keine Bedeutung bei. Für das weibliche Geschlecht bestand absolut kein Interesse, die Mädchen waren ihm vollkommen gleichgültig, er mußte zum Besuche der Tanzstunde gezwungen werden, da er mit Mädchen absolut nichts zu tun haben wollte. Es bestand aber auch kein intensiveres Interesse für seine Kameraden, nur oberflächliche Freundschaft. Irgend ein sexuelles Empfinden nach irgend einer Richtung war nicht vorhanden. Der Kranke war sehr schüchtern, ging fast nie in Gesellschaft und wagte es zum Beispiel mit 18 Jahren noch nicht, allein in ein Kaffeehaus zu gehen. Es kam der Krieg, der Kranke kam zur Musterung und wurde mit der Diagnose „Zwitter" zurückgestellt. Diese Feststellung hatte einen schweren nervösen Schock zur Folge, der Kranke war sehr unglücklich, und nur dem intensiven Bemühen seines Arztes und seiner Eltern gelang es, den Kranken wieder zu beruhigen. Er zwang sich nun, um sich, wie er sagte, zu prüfen, zum Umgang mit Mädchen, vernachlässigte seine Studien. Doch gerade der häufige Versuch eines Verkehres brachte ihm seine Unvollkommenheit zu vollem Bewußtsein, welcher Umstand eine tiefe Gemütsdepression bei dem Kranken auslöste. Es wurde durch $1^1/_2$ Jahre ein Versuch mit Spermininjektionen gemacht, doch ohne jeden Erfolg. Durch Anwendung seiner ganzen Energie, durch Einfluß seiner Umgebung gelang es dem Kranken, sich in sein Studium zu vertiefen und von seiner Person abzulenken.

Status praesens: Mittelgroßer, etwas beleibter, blasser Mann. Die allgemeine Hautdecke blaß, gelblich, die Haut im Gesichte sehr zart, die Gesichtszüge sehr weich, kindlich. Die Schleimhäute blaß, Behaarung am Kopf dicht, die Haare zart, weich. Gesicht vollkommen bartlos, Augenbrauen gut behaart. Die Mammae und die Extremitäten vollkommen haarlos. An den Pubes nur sehr wenige, zarte, dunkle Haare, Perinäum haarlos. An den Vorderarmen, den Axillae und den Unterschenkeln etwas gröbere Lanugohaare. Das Knochensystem zeigt röntgenologisch am Schädelskelett keine pathologischen Veränderungen, an den Extremitäten sind die Epiphysenfugen nicht vollkommen verstrichen. Hand- und Fußskelett auffallend zart. Höhe 170 *cm*, Brustumfang mittel 80·5 *cm*, inspiratorisch 83·5 *cm*, exspiratorisch 76·5 *cm*, proportioneller Brustumfang entspricht 44·9 *cm*, Unterlänge 95 *cm*, Rumpflänge (Distantia jugulo—pubica) 47 *cm*, Sitzhöhe 79 *cm*, Spannweite 174 *cm*, Spina ant. sup.—Malleolus int. 95 *cm*, Acromion—Mittelfinger 77 *cm*, Beckenumfang 88 *cm*, Körpergewicht 57 *kg*.

Kehlkopf klein, kindlich. Stimme zart, hoch, Diskantstimme. An den Mammae, die deutlich prominieren, kleinapfelgroße Fettpolster. An den Nates wie an den Oberschenkeln größere Fettdepots. Der Penis ist auffallend klein, entspricht kaum der Größe eines 8jährigen Knaben und ist fast ganz in die Haut der Schamgegend eingezogen, der Hodensack enthält zwei kaum bohnengroße, sehr weiche Testikel. Die Behaarung des Genitales ist sehr spärlich, die Haare auffallend weich, zart, gegen das Abdomen horizontal abgegrenzt, die Linea alba vollkommen haarlos. Die Prostata ist per rectum nicht nachweisbar, ein Sekret ist weder durch Massage zu exprimieren, noch enthält der nach der Massage entleerte Harn Spuren von Prostatasekret. Innerer Organbefund normal. Leichte Verminderung des Hämoglobingehaltes. Harnbefund normal. Der Kranke ist außerordentlich schüchtern, macht den Eindruck eines seiner Unvollkommenheit bewußten und dadurch sehr unglücklichen Menschen. Er ist recht energielos, wenig arbeitsfreudig; ein wirkliches sexuelles Empfinden besteht nicht. Es kam nie zu einem Koitus. Typischer Eunuchoidismus. Auf Wunsch des Patienten Versuch einer operativen Heilung.

5. Mai 1919 Implantation: In Äthernarkose wird in typischer Weise ein normaler, in zwei Hälften geteilter Hoden implantiert. Normaler Heilungsverlauf. Entlassung des Kranken 3 Wochen nach der Operation.

In den ersten zwei Wochen öfter Erektionen, sonst somatisch keine Veränderungen. Nach 8 Wochen zeigen sich an der Brust um die Mamillae zarte, dunkle Haare, ebenso an den Händen und Unterarmen. Die Gesichtshaut wird rauher, die Stimme auffallend heiser. Im August bemerkt der Kranke, daß der Penis viel deutlicher vortritt, er „hängt", was bisher nie der Fall war. Die Erektionen sind jetzt sehr häufig, es besteht ein ausgesprochenes Interesse für das Weib, eine ausgesprochene Libido, der Kranke sucht so häufig wie möglich weibliche Gesellschaft und hat in Gegenwart ihm sympathischer Frauen heftige Erektionen.

Die Untersuchung im Jänner 1920 zeigt eine auffallende Verschärfung der Gesichtszüge, der Kranke hat ein viel männlicheres Aussehen, deutliches Markieren der Nasolabialfalten, schärferes Vortreten der Nase, die Gesichtshaut rauh, an den Wangen dunkle Haare, die den Kranken veranlassen, sich öfter rasieren zu lassen. Die Körperbehaarung im Zunehmen, in den Achselhöhlen einzelne, dunkle Haare, die Linea alba wie die Mamillae zeigen eine Anzahl dunkler Haare, ebenso Oberschenkel und Vorderarme. Die Behaarung der Schamgegend dichter, der Penis, an Volumen zugenommen, hat jetzt eine ausgesprochene Pars pendulae, bei Erektionen fast 6 *cm* lang. Die Prostata per rectum als bohnengroßer Körper zu palpieren, Sekret läßt sich nicht ausdrücken. Der Kranke gibt an, sexuell oft sehr erregt zu sein, hat erotische Träume, doch ist es bis jetzt nicht zu Pollutionen gekommen. Seine frühere Schüchternheit ist zum größten Teile geschwunden, er ist energischer, arbeitsfreudiger geworden, hat das Gefühl der Unvollkommenheit verloren. Körpergewicht seit der Operation im gleichen.

24. Juli 1920: Die Arbeitsfähigkeit ist gesteigert, die Stimmung gut. Patient ist zuversichtlicher, energischer, sein Wesen fröhlich und zufrieden. Sexuell kein Unterschied gegen früher. Reichlichere Behaarung in den Axillen, am Perinäum und um den After. An den Ober- und Unterschenkeln Haarbildung, ebenso an den Wangen. Die Gesichtszüge sind schärfer, der Gang männlicher.

Die Untersuchung während der letzten zwei Jahre ergab keine weiteren Veränderungen, der Kranke ist mit seinem Befinden zufrieden.

Fall IV. R. B., 16 Jahre alt, aufgenommen am 29. April 1920 in das Kaufmännische Spital.

Kind gesunder Eltern, zeigte schon in seiner frühesten Kindheit auffallenden Fettreichtum, der dauernd bestehen blieb. Er war außerordentlich scheu, im Spielen von weiblichen Neigungen, sein Wesen war ein sehr launenhaftes, er war leicht beleidigt, ebenso rasch wieder versöhnt, neigte zu Zornesausbrüchen, suchte die Gesellschaft jüngerer Kinder, die er terrorisierte, während er sich vor Altersgenossen fürchtete und den Verkehr mit ihnen mied. Er besitzt leichte Auffassung und unleugbare Intelligenz, kann sich auf einen Gedanken und stete Arbeit nicht konzentrieren, ist vergeßlich und zeigt in seinem Wesen nicht das geringste Zeichen männlicher Festigkeit und droht bei den geringsten Anlässen mit Selbstmordabsichten. Der Kranke hat noch eine jüngere Schwester, die ebenfalls auffallend dick ist.

Status praesens vom 30. April 1920: Normalgroßer Knabe, Körpergewicht 58 *kg*, reichliche Entwicklung des Panniculus adiposus, die Gesichtszüge weich, schlaff, die Behaarung am Kopf dicht, weich. Im Gesicht keine Spur einer Behaarung, der Rumpf haarlos, in der Schamgegend keine Haare, ebenso an den Extremitäten nirgends Behaarung nachweisbar. Reichlicher Fettpolster an beiden Mamillae, starker Fettpolster am Unterbauch, den Nates und den Oberschenkeln. Der Penis auffallend klein, entspricht seiner Größe nach dem eines 8jährigen Knaben, beide Hoden an normaler Stelle vorhanden, kleiner, auffallend weich. Die Prostata kaum nachweisbar, sehr weich, schlaff, läßt kein Sekret exprimieren. Innerer Organbefund normal. Typischer Eunuchoidismus, bedingt durch Hypoplasie der Geschlechtsdrüsen.

30. April 1920 Operation: Es wird in typischer Weise ein gut entwickelter Leistenhoden eines 22jährigen Mannes dem Kranken in

je einer Hälfte in beiden Leistengegenden implantiert. Normaler Heilungsverlauf.

10 Tage nach der Operation treten leichte Erektionen auf. Die Stimmung des Patienten ist eine sehr wechselnde, zeitweise sehr aufgeregt, zeitweise sehr ruhig, deprimiert.

14 Tage nach der Operation wird der Knabe geheilt entlassen.

12 Wochen nach der Entlassung ergibt die Nachuntersuchung sichtliche Änderung des Wesens des Kranken, erhöhten Lerneifer, erhöhtes, zielbewußtes Arbeiten, die Zornesausbrüche geschwunden, Auftreten von häufigen Erektionen mit erotischen Gedanken. In der Schamgegend haben sich eine ganze Anzahl langer, dunkler Haare entwickelt; ebenso zeigen die Achselhöhlen und die Linea alba beginnende Behaarung.

Jänner 1921 Nachuntersuchung: Allgemeine Gewichtsabnahme. Gesichtszüge schärfer ausgebildet, deutlich sichtbare, zarte Behaarung der Oberlippe. Der Fettansatz an den Mammae und an den Oberschenkeln stark geschwunden, Stimme heiserer, etwas tiefer. Reichliche, dichte Behaarung der Pubes; die Behaarung umfaßt eine überhandtellergroße Zone, die Haare sind bis 4 *cm* lang, derb. Der Penis hat fast die Größe desjenigen eines 16jährigen, normal entwickelten Individuums erreicht, die Testikel härter, größer. Die Prostata derbelastisch, läßt auf Expression Sekret ausdrücken. Häufige erotische Träume, häufige Erektionen und Pollutionen.

Die Untersuchung vom Juni 1922 zeigte, daß alle Zeichen des Eunuchoidismus restlos geschwunden waren, äußeres Genitale wie Prostata von normaler Größe, normale Behaarung, normales Geschlechtsempfinden. Der junge Mann ist ein guter und fleißiger Schüler geworden.

Fall V. R. B., 28 Jahre alt, aufgenommen am 22. März 1922 in das Kaufmännische Spital.

Ein Bruder der Mutter des Kranken war als Knabe sehr dick und soll ziemlich spät geschlechtsreif geworden sein; alle Verwandten mütterlicherseits waren sehr nervös, die meisten von ihnen Künstler oder Schriftsteller.

Patient ist das dritte Kind seiner Eltern, vor ihm sind zwei Schwestern, die älteste gesund, verheiratet, Mutter zweier gesunder Kinder, die zweite künstlerisch veranlagt, musikalisch, aber sehr nervös. Nach ihm eine Schwester, gesund, verheiratet, Mutter eines gesunden Kindes, dann ein Bruder, der ebenso wie der Patient sehr schlank und hochgewachsen ist, sonst aber körperlich und geistig normal entwickelt, ferner zwei Schwestern, beide gesund.

Patient wies in der Kindheit keine Besonderheiten auf; er spielte gerne mit anderen Kindern und war sehr lebhaft. Im 11. Lebensjahr, nach einer langen Krankheit (Darmvergiftung), veränderte sich sein

Wesen, er wurde scheu und mied fast jeden Verkehr. Er fühlte schon damals, daß er anders geartet sei als seine gleichaltrigen Genossen. Mit 17 Jahren erster geschlechtlicher Verkehr mit einem Weibe, der auch befriedigend gelang. Die weiteren Versuche waren mehr oder weniger erfolglos. Er litt jedesmal danach an starker körperlicher Erschöpfung und Appetitlosigkeit. Die seelische Depression, die sich daraus entwickelte, bewirkte, daß er sich nicht nur vom geschlechtlichen, sondern auch von jedem anderen Verkehr zurückzog. Im 18. Lebensjahr ging er an die Universität, besuchte jedoch nur kurze Zeit die juridischen Vorlesungen, da er bald gemerkt haben will, daß die Kollegen seinen Zustand erkannten. Er verkehrte nur mit einem ihm gleichgesinnten Freund und widmete sich sonst selbständigen literarischen Studien. Nach Hause zurückgekehrt, besprach er zum erstenmal seinen Zustand mit seinem Vater, der ihn zu beruhigen trachtete und mit ihm mehrere Ärzte aufsuchte. Die meisten verordneten Organopräparate. Patient hatte zeitweise schwache Erektionen, niemals Pollutionen. Ausgesprochener Drang zur Frau.

Status praesens: Typischer eunuchoider Hochwuchs. Brustumfang 80 *cm* (expiratorisch 77 *cm*, inspiratorisch 83 *cm*), Arcus pubis 46 *cm*, Os sacrale 45 *cm*, Malleolus int. 110 *cm*, Acromion-articulatio metacarpophalangealis (Mittellänge) 75 *cm*, Beckenumfang 86 *cm*, Körperlänge 189 *cm*. Langes, weiches, dunkles Kopfhaar. Keine Barthaare. Kleiner infantiler Kehlkopf. Keine Behaarung an den Mammae oder Extremitäten. Sehr wenig zarte Haare in den Axillen und an den Pubes, Perinäum haarlos, Penis klein, beide Hoden kaum haselnußgroß, weich, Prostata nicht nachweisbar.

Typischer Eunuchoidismus. Auf Wunsch des Patienten Versuch einer operativen Heilung.

26. März 1922 Operation: Implantation eines gut entwickelten kryptorchen Hodens von Kleinzwetschkengröße eines 22jährigen, gesunden jungen Mann. Heilung per primam. Typisches Hodengefühl im Transplantat in den ersten 14 Tagen. Häufige Erektionen in den ersten 8 Tagen.

Die weitere Beobachtung des Patienten ergab keinerlei somatische oder psychische Veränderungen. Mit Rücksicht auf den seit der Operation verflossenen langen Zeitraum ist eine weitere Beeinflussung des Kranken nicht mehr zu erwarten. Es ist möglich, daß das eingepflanzte Organ in seiner Wirkung sich erschöpft hat und zur Aufsaugung gekommen ist. Die bisherigen Erfahrungen haben gezeigt, daß der Eunuchoidismus älterer Individuen besonders schwer beeinflußbar ist und daß bei diesen Fällen Retransplantationen bei ungenügender Wirkung des primären Eingriffes indiziert wären; auch bei diesem Kranken wäre der Versuch einer neuerlichen Implantation von Hodengewebe zu empfehlen.

Fall VI. V. L., 33 Jahre alt, aufgenommen am 20. Juni 1922 in eine Privatanstalt.

In seinem 17. Lebensjahre wurde Patient auf die Abteilung Zuckerkandl in Wien aufgenommen, da er an zeitweise auftretenden Blutungen aus der Harnröhre litt.

Die Eltern des Kranken sowie sieben noch lebende Geschwister sind normal entwickelt, drei Brüder und vier Schwestern starben in zarter Kindheit. Der Patient gibt an, daß seine Genitalien bei der Geburt angeblich normal gebildet gewesen sein sollen. Da die Urinentleerung 24 Stunden nach der Geburt noch nicht erfolgt war, wurde am Tage nachher eine epitheliale Verklebung der äußeren Harnröhrenöffnung mit einer Nadel durchstochen; am achten Tage rituelle Zirkumzision. Der Kranke kam auf die Knabenschule, wo ihm bald ein Wesensunterschied zwischen ihm und seinen Mitschülern auffiel. Da er über seinen Zustand schon frühzeitig nachgrübelte, fiel ihm das Lernen nie leicht. Mit 12 Jahren zunehmendes Wachsen der Brüste, mit 15 Jahren ging aus der Harnröhre das erste Mal Blut ab, die Blutung dauerte fünf Tage, trat alle vier Wochen auf und führte stets zu erheblichen Schmerzen. Die Stimme entsprach einem hohen Sopran; sein Wesen machte einen weiblichen Eindruck. Die sexuellen Neigungen gingen zuerst auf das weibliche Geschlecht, mit 16 Jahren Versuch, den Koitus auszuüben, der infolge zu kurzer Erektion mißlang. Aus der Urethra entleert sich in unregelmäßigen Intervallen ohne Libido ein weißliches Sekret. Mit 16 Jahren schloß er Freundschaft mit einem Mitschüler. Seit dieser Zeit brachte er den Mädchen kein Interesse mehr entgegen, glaubte zu dem Mitschüler mehr hingezogen zu sein als zu den anderen Menschen.

Die Blutungen wie sein merkwürdiges Wesen waren die Ursache, daß der Patient das Krankenhaus aufsuchte, um über seinen Zustand Aufschluß zu bekommen. Aus der damaligen Krankengeschichte ist folgender Befund zu entnehmen: Vollständige Bartlosigkeit, femininer Typus der Behaarung. Kehlkopf nicht prominent, Schildknorpel klein, infantil. Die Mammae von virginellem Habitus, kräftig entwickelt. Schlanke, zarte Taille, flache Beckenschaufeln, klaffende Schambogen. Ein penisartiger Körper von $2^1/_2$ *cm* Länge mit schürzenförmigem Präputium ist vorhanden; unterhalb desselben eine Andeutung des Skrotum, das jedoch vollständig leer ist und beim Betasten keinen testikelähnlichen Körper wahrnehmen läßt. Pubes gut entwickelt, in einer Querlinie handbreit unter dem Nabel nach oben absetzend. Unter- und Oberschenkel durchaus feminin. Per rectum wird ein Uterus getastet, desgleichen rechts hinter ihm ein Tumor, der vielleicht das Ovarium darstellt. Links wird ein walzenförmiger, glatter, fingerdicker Körper von zirka 4 bis 5 *cm* Länge gefühlt. Durch die Harnröhre kann man mit einer Sonde in die Blase dringen. Prostata nicht fühlbar. Während der Rektaluntersuchung entwickelte sich aus der Urethra eine weißlichgraue dickliche Masse, die aus einer schleimigen Grundsubstanz und zahlreichen polygonalen Plattenepithelien vom Aussehen und Typus des Vaginalepithels besteht und keine Spermatozoen enthält.

Der Penis trägt eine kleine, anscheinend normal gebildete Glans, an deren Spitze die Urethra ausmündet. Der linke Leistenkanal weit offen, für die Kuppe des kleinen Fingers bequem durchgängig. Das Skrotum vollständig leer, kein testikelähnlicher Körper tastbar.

Diagnose: Pseudohermaphroditismus externus femininus heterotypicus mit Uterus, rechtsseitigem Ovarium und Vagina, die in Capite gallinaginis ausmündet.

Operation Professor Zuckerkandl (1905): Mediane Laparotomie. Nach Eröffnung des Peritonäums sieht man einen Uterus von ziemlich normaler Größe, die rechte Tube mit Ovarium ebenfalls normal konfiguriert und rückwärts vom Uterus gelagert, die linke Tube anscheinend in die Länge gezogen. Uterus, rechte Tube und rechtes Ovarium werden abgetragen. Links wird nahe der Beckenwand vor Abgang des Ligamentum rotundum an Stelle des Ovariums ein kleiner, etwas über haselnußgroßer Körper gefunden, der ebenfalls gefaßt und abgetragen wird. Das rechte Ovarium zeigt Graafsche Follikel und alte, sowie ein ganz frisches Corpus luteum, das linke Ovarium wesentlich kleiner, besteht aus einer kleinen Zyste. Mikroskopisch konnten Graafsche Follikel, eingebettet in typischem Ovarialstroma, nachgewiesen werden. Der mikroskopische Befund stimmt mit dem makroskopischen vollständig überein.

Operation und mikroskopische Untersuchung der exstirpierten Ovarien konnten die gestellte Diagnose in vollem Maße bestätigen.

Die Zeit der menstruellen Blutung verlief das erste Mal nach der Operation ohne eine solche, jedoch mit Kopfschmerzen und Nasenbluten, das einen Vormittag anhielt; die nächste Periodenzeit ohne Beschwerden.

Nach der ersten Operation blieb der Patient weiter verschlossen. Er „wußte nicht, zu welchem Geschlecht gehörig" er sich zählen sollte.

Patient gibt über die folgende Zeit an, daß er die Mittelschule absolviert habe, in Speditionshäusern als Volontär tätig war. Er lebte die ganze Zeit über nur der Arbeit und füllte seine freie Zeit mit dem Studium der Literatur aus. Er hatte wohl das Verlangen nach einem Verkehr mit Frauen, dachte jedoch, zu einem solchen kein Recht zu haben. Mit 29 Jahren fing er wieder an, Gesellschaften aufzusuchen. Er suchte Berührung mit Frauen und Mädchen, pflegte erotische Beziehungen, ließ es jedoch aus Scheu nie bis zur Entscheidung kommen, so sehr er sich auch danach sehnte, da er wußte, daß sein Penis nicht die entsprechende Größe habe. Dies erfuhr er beim ersten Besuch eines öffentlichen Hauses. Patient fühlte sich stets nur zum weiblichen Geschlecht sexuell hingezogen und verabscheute auch im Gedanken erotische Beziehungen zum männlichen. Den größten Abscheu empfand er vor Männern, die von Natur aus bartlos waren und ein frauenhaftes Organ hatten.

Patient erfuhr in den letzten Jahren von der Möglichkeit, Keimdrüsen zu überpflanzen, und da er für seinen Zustand eine Besserung durch eine solche Operation erhoffte, fuhr er aus seiner Heimat nach Wien, um hier Heilung zu finden. Aus seinen anamnestischen Angaben ist vor allem wichtig, daß ein wenn auch schwacher Trieb zum Weibe besteht, daß er Gesellschaft von Frauen gerne aufsucht, irgend eine sexuelle Betätigung aber mit Rücksicht auf sein unterentwickeltes Genitale unmöglich ist. Weder in seinem Traumleben, noch auch sonst ist seit der seinerzeitigen Operation ein homosexueller Trieb aufgetreten. Der Kranke ist mittelgroß, sehr beleibt, hat weiche Gesichtszüge, ist vollkommen bartlos, das Kopfhaar sehr zart, der Körper fast haarlos. Der Kranke besitzt gut ausgebildete über faustgroße Mammae, die nach dem palpatorischen Befunde hauptsächlich aus Fett zu bestehen scheinen. Breites ausladendes Becken, leichter Hängebauch, fettreiche Nates und Oberschenkel. Am Abdomen eine vom Nabel bis zur Symphyse reichende Narbe. Das äußere Genitale sehr klein, der Penis kaum der Größe eines achtjährigen Knaben entsprechend. Im Hodensack, und zwar in der rechten Hälfte, tastet man ein etwa bohnengroßes Gebilde, das der Gestalt, Konsistenz und Empfindlichkeit nach als Hoden angesprochen werden darf. Ob dieses Organ, damals irgendwo im Leistenkanal verlagert, der Untersuchung entging oder sehr klein war und erst im Laufe der Jahre sich zu der heutigen Größe entwickelte, ist schwer zu entscheiden. Dieser Befund ist ein außerordentlich wichtiger, da er bei einem Individuum das Vorkommen der Keimdrüsen beider Geschlechter feststellen läßt. Der Nachweis einer Vorsteherdrüse ist durch die Untersuchung vom Mastdarm nicht möglich, es scheint bei diesem Patienten, nach der seinerzeitigen Entfernung des Uterus und der Ovarien, ein dem männlichen Eunuchoidismus teilweise ähnlicher Zustand sich entwickelt zu haben, der beeinflußt wurde durch das Bestehen eines kleinen atrophischen Hodens. Bestärkt für diese Annahme wird man durch das Vorhandensein eines wenn auch schwachen rein männlichen Geschlechtstriebes und den dauernden Wunsch des Kranken, seine Männlichkeit zu verstärken. Wenn auch mit Rücksicht auf die so komplizierte Anlage dieses Individuums und auf das Alter eine Beeinflussung somatischer Sexuszeichen durch eine Keimdrüsentransplantation kaum zu erwarten war, so mußte bei diesem sehr unglücklichen Menschen dieser Versuch gemacht werden, um die wenn auch schwach entwickelte männliche Sexualität zu verstärken, mit der Hoffnung, vielleicht auch einen Einfluß auf physische Sexuszeichen zu erreichen. Ein Bruder des Patienten im Alter von 36 Jahren war bereit, einen seiner Hoden zu diesem Zwecke zu opfern.

23. Juni 1922 Operation: Typische Hodentransplantation in Äthernarkose. Normaler Heilungsverlauf.

Der Kranke verließ nach 14 Tagen geheilt die Anstalt, ein Bericht $^3/_4$ Jahre nach der Operation ergab einen entschiedenen Einfluß der Transplantation. Sein Bruder, der medizinisch gebildet ist, sandte folgenden Bericht:

„Sein ganzes Gehaben ist ein offeneres als vordem. Die frühere Zimperlichkeit vermisse ich. Sein Gang ist ein fester, männlicherer als vordem, als er sich in den Hüften wiegte. Wenn man früher in scherzhafter Weise über Sexualität sprach, schwieg er verlegen oder entfernte sich unbemerkt. Jetzt nimmt er an solchen Gesprächen scherzend teil. Er ist überhaupt viel ungenierter; erotisch stellt er sich in Beurteilung von Frauenschönheit ganz männlich ein, wobei er den allgemein gleichen Geschmack bekundet wie alle übrigen jungen Leute seines Kreises. Ich beobachtete ihn in Damengesellschaft, wo er jene bevorzugte, die auch ich bevorzugen würde; ich konnte dabei seine diskreten Blicke beobachten, die durchaus männlich gravitierten und ganz gewiß nicht markiert, sondern wahrhaft erotisch empfunden waren".

Ein weiterer Bericht eines anderen Bruders, der Tierarzt ist und der den Kranken etwa ein Jahr nach der Operation gesehen hatte und von dem Eingriff nichts wußte, stellt vor allem die außerordentlichen psychischen Veränderungen des Kranken fest, die sein ganzes Wesen geändert hatten. Sowohl im Benehmen wie in den Empfindungen ist das rein Männliche dominierend.

Nachuntersuchung am 29. April 1924: Sowohl in physischer wie auch in psychischer Beziehung sind bei dem Kranken außerordentliche Veränderungen in den letzten Monaten eingetreten. Das Wesen des Kranken ist ein freies und energisches geworden, er ist in seinem Berufe mit Eifer tätig, seine Arbeitsfähigkeit hat sich in auffallender Weise gesteigert. Seit neun Monaten hat er Beziehungen zu einer Frau und ist seit dieser Zeit fast täglich ein normaler Koitus mit normaler Empfindung möglich. Körperlich ist eine deutliche Rückbildung der beiden Brüste festzustellen, die kaum die Hälfte ihrer Größe vor der Operation besitzen, die Muskulatur der Arme und Oberschenkel hat sich bedeutend verstärkt, speziell an den Oberschenkeln sind starke Muskelwülste nachweisbar, damit im Zusammenhange ist das Fett an den Nates und den Oberschenkeln fast vollkommen geschwunden. An den Krines ist eine Vermehrung der Behaarung zu beobachten, die Haare in dieser Gegend stehen viel dichter, sind derber und bedeutend länger geworden, ähnliche Veränderungen lassen sich auch in den Achselhöhlen nachweisen; an den Oberschenkeln und Unterschenkeln und Oberarmen sind zahlreiche kleine derbe Haare entstanden. Das Perinäum zeigt Behaarung, die bis in die Nähe des Anus sich erstreckt und im Zusammenhang mit der Behaarung der Pubes steht. Der Penis hat beträchtlich an Größe zugenommen, und zwar sowohl im erschlafften Zustand wie insbesondere bei Erektionen ist diese Vergrößerung nachweisbar; er wird mehr als 10 *cm* lang und fast daumendick in letzterem Zustande. Eine Prostata ist per rectum nicht nachweisbar, auch wurde ein Ejakulat beim Koitus nicht beobachtet.

Fall VII. H. M., 35 Jahre alt, aufgenommen am 16. Juli 1922 ins Kaufmännische Spital.

Typischer eunuchoider Hochwuchs mit hochgradiger Hypoplasie des Genitales. Der Erfolg der Operation war von allem Anfang an ein sehr zweifelhafter. Der Versuch wurde mit Rücksicht auf das psychische Befinden des Patienten gemacht.

17. Juli 1922 Operation: Das Ergebnis war außer einer Besserung des psychischen Befindens eine deutliche Verbreiterung des Beckenumfanges um 3 bis 5 *cm* und geringes Wachstum der Extremitäten, sonst hatte der Eingriff keinerlei Wirkung.

Die bisherigen Erfahrungen haben gezeigt, daß die Entwicklungsstörungen beim Eunuchoidismus um so intensiver zu beeinflussen sind, je jünger das Individuum ist; im höheren Alter, schon in der Nähe des 30. Lebensjahres, sind die Erfolge recht gering. Berücksichtigt man das ganze Wesen dieses Zustandes, erwägt man, daß es sich um Menschen handelt, bei denen in der Zeit vor der Pubertät und während der Pubertät die inkretorische Funktion der Keimdrüsen eine ungenügende war, wodurch die Sexuszeichen wenig oder überhaupt nicht zur Entwicklung kamen, so ist es begreiflich, daß ein Erfolg um so eher zu erwarten ist, je früher der Ersatz der fehlenden Keimdrüse in Tätigkeit kommt. Ist der Organismus entwickelt, sind die Anlagen der Sexuszeichen verkümmert, dann wird die eingepflanzte Keimdrüse einen viel geringeren Effekt haben wie beim jugendlichen Individuum.

Die Beobachtung der operierten Fälle hatte gezeigt, daß der Erfolg des Eingriffs viel später auftritt als nach den Operationen erwachsener Kastraten; es sind bei fast allen Fällen mehrere Monate vergangen, bevor eine Wirkung nachgewiesen werden konnte. Auch hier kam zuerst die psychische Beeinflussung, dann eine Änderung des Behaarungstypus, Abnahme der charakteristischen Fettanhäufungen und endlich die Größenzunahme des äußeren Genitales. Die erfolgreichsten Fälle waren Fall I und IV, bei denen durch die Operation eine fast vollkommene Wiederentwicklung der Sexuszeichen festzustellen war. Bei Fall V und bei Fall VII, beides Individuen um das 30. Lebensjahr, war die Wirkung eine geringe, fast fehlende, bedingt durch die früher ausgeführten Schwierigkeiten bei der Behandlung älterer eunuchoider Menschen. Bei den übrigen Fällen war physisch und psychisch soweit ein Erfolg zu erreichen, als diesen Kranken das Leben erträglich gestaltet worden war. Der interessanteste von allen zur Beobachtung gekommenen Fällen war der Fall VI; sollte es bei diesem Kranken möglich sein, durch Entnahme eines Teiles des im Skrotum befindlichen hypoplastischen Testikels auch histologisch einwandfrei den Nachweis von Hodengewebe zu führen, dann wäre dieser Fall einer der wichtigsten und der für die ganze Frage des Hermaphroditismus entscheidendste. Bis jetzt konnte von objektiver Seite und durch die letzte Nachuntersuchung eine ganz auffallende Wirkung der Transplantation beobachtet werden. Es kamen bei diesem Kranken eine ganze Reihe von Sexuszeichen zur Entwicklung, so vor allem die Neubehaarung, die Vergrößerung des äußeren Genitales und die psychische Beeinflussung, die sich in einer Änderung des ganzen Wesens wie in der fast normalen Erotisierung charakterisiert, durch die der männliche Typus außerordentlich verstärkt wurde; ein Erfolg, der gerade bei diesem so kompliziert angelegten Menschen besonders hoch anzuschlagen ist.

Mit Rücksicht auf die günstigen Ergebnisse der Transplantation bei der Behandlung des Eunuchoidismus wäre in Fällen, bei denen die Wirkung dieser Operation nach längerer Zeit zum Stillstand oder zum Schwinden kommt, eine Reimplantation zu empfehlen.

Nach den bisherigen Erfahrungen kann behauptet werden, daß auch beim Eunuchoidismus durch die Überpflanzung einer Keimdrüse wesentliche, den ganzen Organismus außerordentlich beeinflussende Veränderungen zu erzielen sind.

Die Wiederentwicklung physischer und psychischer Sexuszeichen, insbesondere die Neubehaarung, die Abnahme des Fettpolsters, die Zunahme der Muskulatur, das Wachstum des äußeren Genitales, die Vergrößerung der Prostata, die Entwicklung der Lidibo und Potentia coeundi nach der Operation sind Beweise für die fördernde Wirkung des Implantates. Von besonderem Interesse ist der Reiz, den das eingepflanzte Keimdrüsengewebe auf die unterentwickelten Hoden auszuüben imstande ist; es kam in den Fällen I und V zu einer fast die Norm erreichenden Vergrößerung dieser Organe und zum Auftreten der Spermatogenese.

c) Homosexualität.

Das Geschlechtsgefühl und die sexuellen Triebe bleiben bis zur Entwicklung der Generationsorgane latent. Nach Erlangung der geschlechtlichen Vollreife kommen beide bei dem Individuum zum vollen Ausdruck; es entwickelt sich das Bedürfnis, sexuelle Akte auszuführen, bewußt oder unbewußt auf die Erhaltung der Art hinzielend. Ist die sexuelle Entwicklung eine normale, so entstehen bestimmte, dem betreffenden Geschlechte charakteristische Neigungen. Perverse Empfindungen gegen das eigene Geschlecht, die homosexuelle Veranlagung kann nach den bisherigen wissenschaftlichen Auffassungen entweder eine erworbene Eigenschaft sein, die als Folge von Masturbation, Impotenz oder aber bei Fehlen der Möglichkeit eines normalen Verkehres bei langer Isolierung mit geschlechtsgleichen Individuen auftritt, oder aber angeboren durch eine abnorme Anlage der die sexuellen Empfindungen auslösenden Organe. Diese Annahme ist keine allgemeine. Während eine Gruppe auf dem Standpunkt steht, daß diese Perversität auch von normal angelegten Menschen erworben werden kann, meinen andere, daß eine gewisse krankhafte Veranlagung Vorbedingung sei. Ohne mich in eine weitere Diskussion dieser Fragen einzulassen, möchte ich nur erwähnen, daß in der Neuauflage des Krafft-Ebingschen Buches, von Alfred Fuchs bearbeitet, die Ursache der Homosexualität in einer Anomalie zentraler Bedingungen, in einer abnormen psychosexuellen Veranlagung gesehen wird, welch letztere hinsichtlich ihrer anatomischen und funktionellen Begründung vorläufig noch eine dunkle ist. Diese Perversität tritt mit sich entwickelndem Geschlechtsleben spontan ohne äußere Anlässe zutage und imponiert dann als eine eingeborene Erscheinung oder sie entwickelt sich erst im Verlauf einer anfangs normale Bahnen eingeschlagen habenden Sexualität auf Grund ganz bestimmter schädlicher Einflüsse und erscheint damit als eine erworbene. Es ist wahrscheinlich, daß auch eine vorhandene und als unerläßliche Bedingung zu betrachtende Veranlagung in einer latenten Homo- oder mindestens Bisexualität besteht, die zu ihrem Manifestwerden der Einwirkung von veranlassenden gelegentlichen Ursachen bedurfte. Der Verfasser sieht die Prognose der erworbenen Fälle von Homosexualität günstiger, die Einwirkung der psychogenen Behandlung aussichtsreicher; bei den Fällen von angeborener Perversion ist die Prognose ungünstiger, der Erfolg der erwähnten Behandlung ein zweifelhafter.

Garnier ist der Ansicht, die Annahme, die für die Entstehung homosexueller Veranlagung und Triebe ausschließlich fehlerhafte Erziehung und andere psychologische Momente verantwortlich macht, sei eine irrige, man könne ein unbelastetes männliches Individuum noch so weibisch erziehen, es wird dadurch nicht homosexuell; die Naturanlage ist entscheidend, nicht die Erziehung oder Verführung. Auch Moll legt das Schwergewicht auf die originäre Veranlagung gegenüber von Gelegenheitsursachen. Bei der angeborenen homosexuellen Neigung tritt diese primär im Geschlechtsleben des Individuums auf, und zwar sowohl bewußt, als auch sein ganzes Traumleben beherrschend, die heterosexuelle Empfindung fehlt entweder ganz oder ist nur als seltene, episodenhaft auftretende Erscheinung nachzuweisen. Ein Zusammenhang dieser abnormen Triebrichtung mit einer nicht normalen Funktion der Keimdrüsen läßt sich aus einzelnen Arbeiten erkennen, wenn auch keiner dieser Autoren für die Deutung in dieser Richtung eingetreten ist.

Die bisexuelle Anlage der Keimdrüse ließ die Vermutung als wahrscheinlich erscheinen, daß eine mangelhafte Differenzierung des innersekretorischen Anteiles der Drüse die Ursache des Ausfalles verschiedener somatischer wie psychischer Merkmale des betreffenden Geschlechtes sein könne. Herbst stellte die Hypothese auf, daß neben der die Ausbildung der homologen Sexuszeichen fördernden Wirkung der Keimdrüse noch eine die heterosexuellen Merkmale hemmende vorhanden sein müsse.

Biedl nahm eine hermaphroditische Anlage der Keimdrüse an und stellte die Theorie auf, daß sich die sekundären Geschlechtsmerkmale in männlicher oder weiblicher Richtung dann entwickeln, wenn in der Keimdrüse das männliche oder weibliche Element vorherrscht. Das Auftreten heterologer Geschlechtsmerkmale wird von Biedl in der Weise erklärt, daß der innersekretorische Anteil der Keimdrüse, der dem anderen Geschlecht angehört, die Oberhand gewinnt. Die zwittrige Anlage des innersekretorischen Anteiles der Geschlechtsdrüse erklärt die verschiedenen, in der Literatur niedergelegten Fälle von Änderung des Geschlechtscharakters und der sekundären Sexuszeichen bei männlichen und weiblichen Individuen nach der Pubertät. Diese Auffassung wird durch einzelne klinische Beobachtungen gestützt. So berichtet Friedrich-Grawitz über ein 20jähriges Mädchen, das alle Zeichen voll entwickelter Weiblichkeit hatte und bei Sistieren der Menses mit konsekutivem Schwinden der femininen, Auftreten sekundärer männlicher Sexuszeichen aufwies. Der Ausfall der weiblichen innersekretorischen Zellen, das Wuchern und Funktionieren der männlichen Zwischenzellen soll diesen Vorgang erklären. Das physiologische Sistieren der Keimdrüsentätigkeit im Alter führt ebenfalls zu einer gewissen Umwandlung der Sexuszeichen bei Männern und Frauen; zu diesen Zeichen gehört zum Beispiel die Bartbildung bei alten Frauen. Ähnliche Beobachtungen können auch bei Tieren, so insbesondere bei Ziegen und Hühnern gemacht werden.

Diese sehr interessanten Befunde haben eine Klärung durch Versuche Steinachs erhalten, der zeigen konnte, daß beim kastrierten Versuchstier implantierte Keimdrüsen beider Geschlechter einheilen und zur Entwicklung kommen; es entstehen künstliche Zwitterbildungen, die dadurch charakterisiert sind, daß beide Keimdrüsen die ihnen zukommenden somatischen Geschlechtsmerkmale im Wachstum fördern, ihre hemmende Wirkung aber auf die ihnen nicht zukommenden unterbleibt. Die psychischen Geschlechtsmerkmale sind derselben Beeinflussung unterworfen und letztere kommen zumeist periodisch zur Entfaltung; dasselbe Versuchstier verhält sich zeitweise in seinem Trieb als Männchen, zeitweise als Weibchen. Dieses Verhalten ist vor allem abhängig von der Menge und Art der eingepflanzten Keimdrüsenzellen; beim Überwiegen der weiblichen Zellen tritt der weibliche Charakter mehr in den Vordergrund und umgekehrt. Steinach ist es weiter gelungen, bei Ziegen, bei denen Hermaphroditismus nicht selten beobachtet wird, weibliche Zwitter zu untersuchen und den histologischen Nachweis zu erbringen, daß die von der Natur aus zwittrig angelegten Geschlechtsdrüsen Ursache der somatischen Veränderungen wie der homosexuellen Neigung dieser Tiere waren.

Im ovariellen Stroma fand sich ein Stück Hodensubstanz mit allen Bestandteilen der männlichen Drüse, ausgenommen der Samenzellen. Es hatte das Aussehen kryptorchen Hodengewebes, atrophische Samenkanälchen mit teilweise erhaltenen Sertolischen Zellen, im Zwischengewebe Wucherungen von gut entwickelten Leydigschen Zellen, die auch sonst noch im ovariellen Stroma zu finden sind; das ovarielle Stroma zeigt zahlreiche Follikel von verschiedenster Größe, aber alle atresierend; die Thekazellen noch vorhanden, aber durchwegs kleiner als normal. Das Charakteristische des histologischen Befundes dieser Zwitterdrüse ist die Zerstörung des generativen Gewebes und die starke Wucherung der männlichen und weiblichen Zwischenzellen.

In letzter Zeit hat Knud Sand, einem ähnlichen Gedankengang wie Steinach folgend, ebenfalls die Darstellung künstlicher Zwitter erreicht, und zwar durch Einpflanzung geschlechtsverschiedener Gonaden in infantile kastrierte Männchen. Er hat die Methode zur Schaffung künstlicher Ovotestis dadurch bereichert, daß es ihm gelang, das Ovarium innerhalb des Hodens zur Anheilung zu bringen (intratestikuläre Ovarientransplantation). Daraus folgt, daß der Antagonismus der Gonaden durch frühzeitige Einführung gleichmäßiger Wachstumsbedingungen noch weiter abgeschwächt werden kann als durch die Versuche Steinachs. Sand hat bei seinen Zwittern dauernd bisexuelle Erotisierung beobachtet.

Diese Befunde ließen es wahrscheinlich erscheinen, daß die verschiedenen und vielgestaltigen Zwittererscheinungen genetisch gleichwertig und zurückzuführen sind auf das Entstehen einer zwittrigen Geschlechtsdrüse als Folge einer unvollständigen Differenzierung der embryonalen Keimstockanlage im Gegensatz zum gewöhnlichen Entwicklungslauf, welcher durch die mehr oder weniger vollständig durchgreifende Differenzierung des Keimstockes zu einer männlichen oder einer weiblichen Geschlechtsdrüse bestimmt wird. Die Versuche Steinachs haben weiter festgestellt, daß je nach dem Überwiegen der spezifischen Zellen, namentlich nach der periodisch eintretenden Wucherung der weiblichen Zwischenzellen, das zentrale Nervensystem auf die Schwankungen im Zufluß der Sexualhormone mit überraschender Schärfe reagiert und daß dasselbe wiederholt im Laufe des individuellen Lebens durch die Speicherung des geschlechtsspezifischen Hormons bald in männlicher, bald in weiblicher Richtung erotisiert werden kann; auf Grund dieser Ergebnisse ist das Entstehen und das Wesen des psychischen Hermaphroditismus ausreichend aufgeklärt.

Die Ursache der zur Pubertätszeit oder erst im späten Alter eintretenden Homosexualität kann durch diese Versuche geklärt werden; in der durch unvollständige Differenzierung entstandenen zwittrigen Geschlechtsdrüse hemmen die an Menge überwiegenden männlichen Zellen die Wirksamkeit der eingesprengten weiblichen Zellen und es entwickelt sich zunächst der männliche Geschlechtscharakter mit allen körperlichen Merkmalen. Gehen früher oder später aus irgend einer Ursache die männlichen Zellen in ihrer Vitalität zurück und stellen ihre innersekretorische Funktion ein, so werden die weiblichen Zellen durch das Nachlassen der Hemmung aktiviert und fangen an zu wuchern. Es kann der eine oder andere weibliche somatische Geschlechtscharakter dadurch hervorgerufen werden, es kann sich aber dieser Einfluß auch allein auf das zentrale Nervensystem erstrecken und nur die homosexuelle Neigung zur Erscheinung kommen.

Das Bestehen einer bisexuellen Anlage der Keimdrüse wie einer Zwitterbildung dieses Organes mit ihren innersekretorischen Folgen ergibt in zwangloser Weise eine biologische Erklärung der Entstehung der Homosexualität beim Menschen, einer Theorie, die Steinach auf Grund seiner tierexperimentellen Beobachtungen aufgestellt hatte und die durch die Versuche am Menschen eine wertvolle Stütze erhielt. Der Zufall brachte es mit sich, daß Gelegenheit gegeben war, an einem klassischen Falle von Homosexualität diese Theorie zu überprüfen.

Ein Soldat, der wegen Folgen beiderseitiger Kastration meiner Abteilung zugewiesen wurde, zeigte bei genauer Untersuchung und Beobachtung die Erscheinungen der angeborenen Homosexualität und die Entwicklung einer Anzahl weiblicher Sexuszeichen. Es ergab sich auch, daß auf der rechten Seite ein kleiner Teil des Hodens zurückgeblieben war, der Grund der Aufrechterhaltung des sexuellen Empfindens dieses Mannes war. Dieser Fall, bei dem die Operation in der Entfernung des zurückgebliebenen Hodenteiles, also restloser Kastration, und Einpflanzung eines Leistenhodens eines sexuell normal veranlangten Mannes bestand, zeigte in seinem weiteren Verlaufe Veränderungen, die eine Bestätigung der Auffassung Steinachs über die Entstehung der Homosexualität bildeten.

Eine weitere Stütze seiner Theorie bekam Steinach durch histologische Untersuchungen von Hoden homosexueller Menschen.

Das Hodengewebe wies Zeichen von Degeneration auf, die Samenkanälchen waren an verschiedenen Stellen mehr oder weniger atrophiert, die Leydigschen Zellen stellenweise der Zahl nach sehr verringert und ebenfalls im fortgeschrittenen Maße atrophiert.

Zwischen den randständigen Sertolischen Zellen lagen einzelne Spermatogonien, eine größere Zahl saß zentralwärts den Sertolischen Zellen in einfacher oder mehrfacher Lage auf, näher der Albuginea fand man noch Spermatiden und Spermientröpfchen. In den tieferen Schichten des Hodens fehlten diese vollständig, die Atrophie der Samenzellen war dort noch weiter fortgeschritten, die Spermatogonien waren viel spärlicher, zeigten Zeichen fortgeschrittener Degeneration; bei den Hoden der älteren Fälle war es zur vollkommenen Atrophie der Samendrüsen gekommen, die Sertolischen Zellen saßen wie ein einschichtiges Epithel auf der Membrana propria der sonst leeren und verengten Kanälchen, stellenweise waren diese Zellen atrophisch und zerfallen. Die Leydigschen Zellen lagen vereinzelt oder in Gruppen in sehr verminderter Zahl in dem lockeren und spärlichen Zwischengewebe; ein Teil der Zellen hatte normales Aussehen, ein Teil war atrophisch, protoplasmaarm und vakuolisiert. Es fanden sich noch Zellelemente, die teils einzeln, teils in Gruppen lagen und die durch ihre Größe auffielen. Sie waren protoplasmareich, etwa doppelt oder dreifach so groß wie die normale Leydigsche Zelle, die Kerne groß, chromatinarm; manche Zellen hatten zwei oder drei Kerne. Kristalle, wie sie in den Leydigschen Zellen fast gewöhnlich gefunden werden, waren nur ganz ausnahmsweise zu sehen; das ganze Aussehen dieser Zellen erinnerte an die Luteinzellen. Steinach nannte sie mit Rücksicht auf die ihnen wahrscheinlich innewohnende feminierende Wirkung F-Zellen.

Der Nachweis dieser Elemente veranlaßte Steinach zu der Auffassung, daß diese Zellen auslösend für die homosexuelle Erotisierung des betreffenden Individuums seien, nachdem sie durch ihre antagonistische Tätigkeit die männlichen Zwischenzellen zur Atrophie gebracht hatten.

Die histologischen Befunde Steinachs in den Keimdrüsen homosexueller Menschen blieben nicht unwidersprochen. Hansemann und Benda, die Keimdrüsen Homosexueller untersuchten, fanden normales Verhalten der Samenzellen und der Zwischensubstanz. In einem Falle — das Präparat stammte von einem 55jährigen Manne — geringe Verbreitung des Bindegewebes; diese Veränderungen wurden als nicht durch die Homosexualität bedingte angesehen. Stieve wendet sich auf Grund der von anderen mitgeteilten Beobachtungen ebenfalls gegen die Befunde Steinachs. Das Bestehen der von Steinach zuerst beschriebenen F-Zellen wird, wie ausgeführt, ebenso bestritten wie dessen andere histologische Untersuchungsergebnisse bei Hoden homosexueller Menschen. Bei der Schwierigkeit der Deutung so komplizierter Bilder sind Meinungsverschiedenheiten verständlich, nur weitere sehr exakt durchgeführte Untersuchungen werden ergeben, ob die Befunde Steinachs aufrecht zu erhalten sind oder nicht. Die klinischen Beobachtungen am Menschen haben, wie die später mitgeteilten Krankengeschichten zeigen, einen Zusammenhang zwischen Homosexualität und zwittrig angelegten Keimdrüsen annehmen lassen; ob aber das abnorme Verhalten der Keimdrüsen bedingt ist durch das Vorkommen der erwähnten Zellen, bedarf weiterer Untersuchungen.

War die Auffassung der Entstehung der Homosexualität mit der Tätigkeit einer zwittrigen Geschlechtsdrüse in Verbindung zu bringen, war diese Hypothese durch das Ergebnis eines durch Zufall zur Operation gebrachten Falles bestätigt worden, so war die notwendige Konsequenz, eine Heilung dieses Zustandes durch Entfernung der kranken und Implantation gesunder Keimdrüsen auch weiter zu versuchen, vor allem deshalb, da die bisherigen Methoden der Behandlung der angeborenen Homosexualität keineswegs befriedigende Ergebnisse gezeitigt hatten. Gaupp hat von Menschen dieser Triebrichtung behauptet, daß kein wie immer geartetes Bedenken sie von dieser furchtbaren Fessel lösen könne, keine religiöse Anschauung, keine ethische Überlegung und auch die geschlechtliche Ächtung können sie nicht in normale Bahnen bringen. Diejenigen Formen dagegen, die bedingt sind durch eine längere Abschließung vom weiblichen Geschlechte, wie man dies in Klöstern, Gefängnissen und auch im Kriege beobachten konnte, sind vorübergehend, schwinden bei Eintritt normaler Lebensbedingungen gewöhnlich und sind der psychischen Behandlung zugänglich. Die operative Therapie der angeborenen Homosexualität müßte in Konsequenz der Tierversuche und des ersten operierten Falles in der Entfernung beider Keimdrüsen und Einpflanzung eines normalen Organes bestehen. Dieser Forderung konnte nicht vollkommen entsprochen werden, da ein Mißlingen der Transplantation immer im Bereich der Möglichkeit liegt. Wenn nun nach einer vollkommenen Kastration das eingepflanzte Organ nicht zur Funktion kommt, dann bedeutet das für den Kranken den Verlust seines Geschlechtstriebes, ein Gefahrsmoment, das unbedingte Berücksichtigung erfordert und der Hauptgrund war, warum die komplette Kastration nicht durchwegs durchgeführt wurde. Bei der einseitigen Kastration und der Implantation bleibt die Fortpflanzungsfähigkeit des Individuums erhalten, ebenfalls ein Moment, das für den Kranken von Bedeutung ist. Aus diesen Erwägungen wurde bei dem beobachteten Materiale durchwegs eine einseitige Kastration mit gleichzeitiger Implantation vorgenommen; es kamen acht Fälle zur Operation, von denen nur der erste wegen Tuberkulose der Hoden vollkommen kastriert wurde.

Fall I. F. N., Kanonier, 30 Jahre, aufgenommen auf die I. chirurgische Abteilung des k. u. k. Reserve-Spitals Nr. 1 in Wien am 17. Mai 1916.

Dem Kranken wurde vor einem Jahre wegen Tuberkulose der linke Hoden vollkommen, der rechte unvollkommen entfernt. Der Patient wurde zur Exstirpation des restlichen rechten, ebenfalls tuberkulösen Testikels und behufs Implantation eines gesunden Hodens an obige Abteilung überwiesen. Die Feststellung ausgesprochen weiblicher Sexuszeichen, wie wohlentwickelte, stark gewölbte Busen, Ausladung der Hüften, weibliche Form der Körperbehaarung, weibliches Benehmen, veranlaßten uns, eine genaue Ausforschung des geschlechtlichen Verhaltens vorzunehmen. Es stellte sich folgendes heraus:

Patient ist seit Einsetzen der Pubertät, also seit dem 14. Lebensjahre, homosexuell empfindend. Diese erotische Stimmung ist die durchschlagende, sie wurde nur selten von kürzeren Perioden heterosexueller Neigung unterbrochen. Auch seine Geschwister zeigen abnorme Veranlagung. Sein älterer Bruder (bereits gestorben) war homosexuell. Eine Schwester geschieden, ganz männlich, tiefe Stimme, kein Busen, raucht, reitet, geht auf die Jagd, wurde zur Ehe gezwungen. Eine jüngere Schwester von 18 Jahren „wie ein Bub", geht auf die Jagd, raucht Zigaretten, ein jüngerer Bruder ist geschieden. Nur ein Bruder ist verheiratet und hat Kinder.

Patient hat sich von Jugend an homosexuell betätigt, und zwar war seine Rolle ausnahmslos eine passive, rein weibliche. Er wurde oft von Männern mißbraucht und gab sich ihnen bereitwillig hin. Von den Folgen dieses Mißbrauches geben Narben im Rektum Zeugnis, die sich als Reste einer schweren Periproktitis erweisen. Aus wohlhabendem Hause stammend, hat der Kranke wiederholt in Großstädten gelebt und dort Gelegenheit gefunden, hemmungslos seinen Neigungen zu frönen. Hie und da war der Trieb so mächtig, daß er behufs Befriedigung Männer für Geld aufnahm. Während des Aktes fand Erektion und Ejakulation statt. Höchst selten trat eine Periode heterosexueller Liebe ein, sie dauerte nur sehr kurz, die längste seines Lebens währte $^3/_4$ Jahre. Geschlechtlicher Verkehr fand dabei nur wenige Male und lustlos statt, und die ganze Episode endigte stets mit einem Ekelgefühl gegen das weibliche Geschlecht. In den letzten Jahren vor der Erkrankung waren die andauernd homosexuellen Beziehungen mehr platonischer Natur. Es machte sich später auch Unlust und Impotenz geltend, die während des Leidens und nach den verschiedenen operativen Eingriffen eine vollkommene wurde.

Status praesens: Mittelgroßer, blonder, gut genährter Mensch. Gesicht von besonders weichen Formen. Schnurrbart sehr spärlich und zart. Stark entwickelte, vorgewölbte Mammae von der Größe und Art einer mittleren jungfräulichen Brust, breiter Warzenhof, rosa gefärbte Mamillae. Starker Fettansatz am Halse und besonders an den Hüften, welche dadurch große abgerundete Ausladungen bilden. Behaarung am Mons veneris schwach, gegen die haarlose Nabelgegend zu scharf und geradlinig abgegrenzt. Auf der Linea alba, Brust, Mammae nichts von längeren Haaren zu sehen. Im rechten Hodensack ein nußgroßes Organ tastbar. Prostata auffallend klein. Im Rektum eine zirkuläre Narbe nahe dem Eingang als Rest einer schweren Periproktitis. Penis normal aber klein. Die Brustbildungen und der Behaarungscharakter bestehen schon seit dem 17. Lebensjahr.

Das Benehmen des Kranken, der große Nervosität verrät, ist in vielen Zügen ausgesprochen weiblich. Sein Auftreten, sein Sprechen ist geradezu kokett und macht daher einen unangenehmen Eindruck. Wenn er befragt von seinem Triebleben berichtet, errötet er jedesmal und schlägt die Augen nieder. Seine Stimme klingt hoch. Libido und Potenz sind geschwunden. Homosexuelle Beziehungen platonischer Art bestehen aber bis zuletzt fort. Vor der Operation verfaßt er eine testamentarische Verfügung zugunsten seines derzeitigen Freundes. Patient ist mit der ihm vorgeschlagenen Implantation einverstanden und drückt den Wunsch aus, von den ewigen Konflikten befreit zu werden.

Ein auf der Abteilung befindlicher 32 Jahre alter Soldat mit völlig normalem Geschlechtstrieb, dem wegen heftiger Einklemmungsbeschwerden ein kryptorcher Hoden entfernt werden muß, bietet das geeignete Implantationsmaterial. Genaue klinische Untersuchung desselben sowie Proben nach Wassermann und Pirquet ergaben dessen tadellosen Gesundheitszustand.

11. Juli 1916. Operation: Totale Kastration und Hodenimplantation. Im kryptorchen Hoden fanden sich die Samenkanälchen an Zahl sehr verringert und die vorhandenen in Rückbildung. Die Samenzellen nur in einzelnen Kanälchen, und zwar nur stellenweise normal, in der Mehrzahl der Kanälchen ganz verschwunden oder stark verändert mit atrophischem Kern. Die Sertolischen Zellen durchaus intakt. Die Leydigschen Zellen überwiegend von normaler Beschaffenheit, da und dort erheblich vermehrt, in solchen Anhäufungen Zellen verschiedenster Altersstufe, bzw. Entwicklung.

Beim Hoden des Homosexuellen ergibt die mikroskopische Untersuchung großenteils Entartung der Gewebe. Nur in einem Stück ist viel Drüsensubstanz vorhanden. Dieselbe besteht der Hauptmasse nach aus Zwischenzellen. Die sehr spärlichen Samenkanälchen von kleinem Querschnitt mit sehr verdickter Wand und verödetem Inhalt, Samenzellen fehlen, sogar die Sertolischen Zellen in der Mehrzahl atrophisch. Die Zwischenzellen sind zu größeren oder kleineren dichten Inseln oder Klumpen zusammengedrängt und zeigen in der Struktur sehr beachtenswerte Unterschiede gegenüber normalen Leydigschen Zellen. Sie sind durchschnittlich protoplasmareicher, größer, in ihrer Gestalt seltener rundlich, sondern mehr eckig, oft säulenförmig. Sie sind sehr häufig zwei- oder dreikernig (wie die Thekalutein- oder Luteinzellen). Das Protoplasma ist stärker färbbar, der Kern meist chromatinärmer. Schwächer gefärbte Leydigsche Zellen von normalem Aussehen finden sich nur vereinzelt.

Die Wirkungen der Implantation lassen sich kurz darstellen: 12 Tage nach der Operation meldet der Kranke, daß er Erektionen habe und zu seinem Erstaunen andersgeschlechtlicher Natur sei. Der Inhalt seiner Träume seien Mädchen, nicht mehr Männer. Die Erektionen werden von Tag zu Tag heftiger (in frühen Morgenstunden vom diensthabenden Arzt konstatiert). Patient kann sich an solchen Grad von Erektionsfähigkeit überhaupt nicht erinnern. Es entwickelt sich zur zugeteilten Schwester eine gewisse zärtliche Beziehung, der entgegengetreten werden muß. Das vor der Operation zugunsten des bisherigen Freundes errichtete Testament wird vernichtet. Die heterosexuelle Libido nimmt in den folgenden Wochen zu. Erinnerungen an das frühere Triebleben werden als äußerst peinlich empfunden, alle verlangten Aufklärungen erfolgen jetzt frei und offen ohne Erröten und Augenniederschlag. Sechs Wochen nach der Implantation zum erstenmal Koitus (mit Puella); solcher Geschlechtsverkehr wird in den nächsten Wochen und Monaten wiederholt ausgeführt. Es besteht große Befriedigung und Glücksgefühl über das normal gewordene Empfinden. Außerdem tritt vermehrte Aktivität, Arbeitslust und auffallend besseres Gedächtnis ein. Die Stimme klingt lauter, tiefer, das ganze Auftreten macht ausgeprägt männlichen Eindruck.

Der Genesende wird im November 1916 aus dem Spital entlassen und zu militärischem Hilfsdienst nach auswärts versetzt; er gibt von Zeit zu Zeit schriftlichen Bericht, der das vollständige Abklingen der homosexuellen Erotisierung zum Ausdruck bringt.

Im Frühjahr 1917 verliebte und verlobte er sich, im Juni 1917 hat er geheiratet. Jm Juli schreibt er: „Mit meiner Gesundheit geht es mir sehr gut und bin ich so weit, daß ich mit Ekel an die Zeit denke, wo ich diese andere Passion hatte . . .“

Vor seiner Entlassung aus dem Heeresverband (November 1917) wird derselbe auf der Abteilung von mir vor militärärztlichen Zeugen nochmals untersucht und vernommen und bestätigt in seiner Aussage, daß er seit seiner Operation nur mit Frauen Verkehr gepflogen und daß er keinen Rückfall in das frühere homosexuelle Triebleben erlitten habe.

Alle die hier ermittelten Erscheinungen einer völlig umgewandelten Erotisierung hätten trotz ihres bestechenden Charakters nicht genügt, uns von der wirklich umstimmenden Wirkung der Hodentransplantation zu überzeugen, und den naheliegenden Einwand suggestiver Beeinflussung zu entkräften, wenn nicht gleichzeitig mit der psychischen Veränderung auch ein somatischer Umschlag nachweisbar gewesen wäre; die weiblichen sekundären Sexuszeichen, die Mammae und die Ausladungen der Hüften sind allmählich vollständig geschwunden.

Wie oben bemerkt, bestanden diese Bildungen seit der Pubertät; durch die Kastration allein hätte man eine Verstärkung derselben durch neuen Fettansatz erwarten können. Die gänzliche Rückbildung aber ist durch die Hemmungswirkung der eingepflanzten männlichen Keimdrüse zu erklären. Anderseits haben sich männliche sekundäre Merkmale entwickelt. Die Schambehaarung ist gröber und dichter geworden und hat sich bis zum Nabel ausgebreitet; in der Mamillargegend sind Haarbüschel entstanden, der Schnurrbart ist gewachsen, die Armmuskulatur hat sich verstärkt. Kurz, es sind wie beim Tierexperiment die fundamentalen Erscheinungen der Maskulierung zur Geltung gekommen durch Hemmung der weiblichen und Förderung der männlichen körperlichen wie seelischen Geschlechtsmerkmale.

Die psychische Beeinflussung des Mannes, sein heterosexueller Geschlechtstrieb, sowie die geschilderten somatischen Veränderungen sind, wie die zeitweise Kontrolle ergeben hat, bis heute erhalten geblieben. Die durch mehr als sieben Jahre gemachten Beobachtungen berechtigen zur Annahme, daß bei diesem Manne der abnorme Geschlechtstrieb durch die Operation geheilt wurde.

Fall II. A. L., 44 Jahre alt, aufgenommen am 15. Februar 1918 auf die urologische Abteilung des LWMH. II in Wien.

Der Kranke stammt von gesunden Eltern, war das einzige Kind. Weder in der Verwandtschaft des Vaters noch der Mutter waren krankhafte Veranlagungen vorgekommen. Er gibt an, seit seiner frühesten Jugend eine intensive Neigung zu seinen Geschlechtsgenossen empfunden zu haben, beim Spiele vermied er das Zusammensein mit Mädchen, da diese ihm ein unbestimmtes Gefühl der Abneigung einflößten. Nach dem Erwachen des Geschlechtstriebes wuchs seine Neigung zu Knaben, sein Trieb wie auch sein Traumleben waren rein homosexueller Natur. Der Kranke verbrachte seine Jugend in einem Internat, wurde schon mit 13 Jahren zur mutuellen Onanie verführt, die er durch drei Jahre fast täglich ausübte. Es kam dann eine Pause von mehreren Jahren, während der die Gelegenheit, mit Geschlechtsgenossen zu verkehren, fehlte. Er versuchte nun den Verkehr mit Mädchen, es gelang hie und da eine Ejakulation, doch konnte ein regelrechter Koitus nicht ausgeführt werden, weil ein gewisses Ekelgefühl, das sich immer beim Zusammensein mit Frauen einstellte, ihn daran hinderte. Mit dem 23. Jahre traten die homosexuellen Triebe mit besonderer Intensität auf, er konnte sich mit einem gleichempfindenden Manne vereinigen, wurde in die homosexuellen Kreise eingeführt und konnte die nächsten neun Jahre voll seiner Neigung nachgehen. Trotz der leichten Gelegenheit, trotz der vollen Befriedigung, die seine sinnlichen Triebe fanden, kam in dem Kranken ein Ekelgefühl moralischer Art zur Entwicklung, das ihm das bisherige Leben unmöglich machte, und er versuchte, sich auf alle erdenkliche Weise zu heterosexuellen Empfindungen zu zwingen. Er suchte Bekanntschaften mit Mädchen, er lebte wochenlang mit einem Mädchen in gemeinsamer Wohnung, aber der Ekel vor dem Weibe war unüberwindlich. Sein heftiges sexuelles Empfinden zwang ihn, dem homosexuellen Triebe nachzugeben, die Versuche, seine Neigung in normale Bahnen zu lenken, nicht nur aus Angst vor gesetzlichen Verfolgungen, sondern auch aus dem früher geschilderten Widerwillen gegen das bisherige Leben, waren aber immer resultatlos, da die ihm angeborene Abneigung vor dem Weibe auf die Dauer unüberwindbar blieb.

Es kam der Krieg und die militärische Einberufung zwang den Kranken zum innigen Kontakt mit jungen Männern, der seinen Trieb außerordentlich erregte und ihm die größten Qualen der Selbstbeherrschung auferlegte. Mit Wissen und Bewilligung seines vorgesetzten Kommandos suchte der Kranke die Abteilung auf, um hier Hilfe für sein Leiden zu finden.

Status praesens: Mittelgroßer kräftiger Mann von ausgesprochen maskulinem Typus, gut entwickelter Behaarung im Gesichte, am Körper und den Extremitäten, kräftiger Muskulatur, breitem Thorax, männlichem Becken. Der Penis normal groß, die Hoden etwas kleiner als normal, schlaff, beiderseits geringe Hydrokelenbildung aufweisend, die Prostata von normaler Größe, doch auffallend weich. Das Prostatasekret zeigt chemisch wie histologisch normale Verhältnisse, im Ejakulat auffallend wenige Spermatozoen. Innerer Organbefund normal.

Die Psyche des Patienten ist beherrscht von einer depressiven Stimmung, die zeitweise einen ausgesprochen melancholischen Charakter hat. Der sehr intelligente und gebildete Mann ist äußerst zurückhaltend, ein Gespräch mit ihm ist nur schwer in Fluß zu bringen, er sondert sich von den anderen Kranken ab und lebt unter einem dem Beobachter sichtbaren unangenehmen Zwange. Der Kranke hat durch lange Zeit die verschiedensten psychischen und suggestiven Behandlungen mitgemacht, doch ohne Erfolg.

23. Februar 1918 Operation: Typische Hodentransplantation eines normalen Hodens. Das Präparat stammt von einem 42jährigen Manne, der seit frühester Jugend von einer heftigen Hypersexualität beherrscht wurde, die in den letzteren Jahren den Kranken zu verschiedenen sadistischen Handlungen veranlaßte; die von Psychiatern durch lange Zeit ausgeführte Behandlung hatte keinen Einfluß, der Kranke stand vor dem Selbstmord. Es wurde ihm als letztes Mittel die Kastration empfohlen und der Kranke zur Ausführung dieses Eingriffes von seinen behandelnden Ärzten an die Abteilung gewiesen. Da der Mann körperlich vollkommen intakt war, bestand kein Hindernis, seine Keimdrüse als Transplantat zu verwenden. Wie später mitgeteilt werden wird, wurde auch die zweite Keimdrüse bei diesem Manne entfernt und ebenfalls als Transplantat verwendet. Dieser Mann ist seit

der vollkommenen Kastration frei von sadistischen Neigungen. Der linke Hoden des Homosexuellen wird entfernt, erweist sich als etwas kleiner, ist auffallend weich und zeigt Hydrokelenbildung mit etwa einem Eßlöffel klarer Flüssigkeit. Normaler Heilungsverlauf.

Sechs Tage nach der Operation treten häufige Erektionen auf, ohne ein bestimmtes sexuelles Empfinden, am achten Tag nach der Operation hat der Kranke einen erotischen Traum, der ihn in seine Kindheit versetzt und ihm im Spiel mit Mädchen angenehmes erotisches Empfinden auslöst.

Vier Wochen nach der Operation schwillt die linke Implantationsstelle an, die Wunde bricht bei normalen Temperaturen auf und nach einer Woche sequestriert sich die implantierte Hodenhälfte in mazeriertem Zustande, darauf schließt sich die Wunde rasch, die rechte Implantationsstelle ist reaktionslos verheilt.

Im Verlaufe der Rekonvaleszenz treten öfters erotische Empfindungen auf mit heterosexuellem Triebe, zeitweise ebensolche Träume. Nach kompletter Heilung, das ist etwa nach sechs Wochen, erster Koitus mit einer Frau, der gelingt und in dem Kranken ein angenehmes Gefühl auslöst. Seine Stimmung ist eine bessere, er ist mitteilsamer, der unangenehme Zwang und Druck, der sich in seinem Wesen ausprägte, ist fast ganz geschwunden.

Die fortgesetzte Beobachtung dieses Kranken, der nur eine wirksame Transplantathälfte besitzt, da die zweite sich abgestoßen hatte, ergibt dennoch eine sichtliche Beeinflussung durch die Operation. Er hat zeitweise homosexuelle Triebe, jedoch in sehr verminderter Intensität, die er leicht und ohne besondere Anstrengung unterdrücken kann, hat aber, was ganz besonders wichtig erscheint, den Ekel vor dem Weibe vollkommen verloren. Die letzte Untersuchung, $1^1/_2$ Jahre nach der Operation, zeigte, daß er in regelmäßigen Intervallen normalen Koitus mit Lustgefühl ausüben konnte. Somatisch konnten keine besonderen Veränderungen im Verlaufe der Beobachtungszeit bemerkt werden, was bei dem rein maskulinen Typus des Falles selbstverständlich war.

Die Sequestration einer Implantathälfte ist noch zweimal, und zwar ebenfalls bei Operationen Homosexueller beobachtet worden, während bei den aus anderen Indikationen Operierten immer eine restlose reaktionslose Einheilung erfolgte; es ist naheliegend, gewisse innersekretorische Vorgänge, im Sinne Steinachs, Hermanns und Steins, des restierenden Hodens, die antagonistisch auf das Implantat einwirken, als Ursache der Abstoßung anzunehmen. Zwei Jahre nach der Operation ist der Kranke gestorben, eine Sektion wurde nicht vorgenommen und weitere genauere Nachrichten konnten nicht mehr ermittelt werden.

Fall III. K. F., 29 Jahre alt, aufgenommen am 2. Mai 1918 auf die urologische Abteilung des LWMH. II in Wien.

Der Kranke gibt an, seit früher Jugend eine Neigung zu männlichen Spielgefährten gehabt zu haben, doch bestand auch zeitweise Interesse für Mädchen. Nach seiner Pubertät war das Interesse für das männliche Geschlecht entschieden im Vordergrund, der mutuelle Verkehr gereichte ihm zur größten Befriedigung. Bis zu seinem 26. Jahre kein normaler Koitus; er heiratete dann ein Mädchen, zu dem er angeblich eine tiefe Neigung hatte, doch wurde die Ehe sehr unglücklich. Wenige Monate nach der Heirat gingen die Ehegatten auseinander und leben seitdem getrennt. Ein regelrechter Koitus ist nach Aussage der Frau nie vorgekommen; perverse, der Päderastie ähnliche Akte hatte sie abgelehnt.

Der Kranke hat in den letzten Jahren fünf- bis sechsmal im Monat homosexuellen Verkehr; sein ganzes Wesen ist von einer krankhaft gesteigerten Unruhe und der Sucht, passende Geschlechtsgenossen zu finden, beherrscht.

Status praesens: Großer, gut genährter Mann, gute Behaarung am Kopfe, spärlicher zarter Schnurrbart, Kinn und Wangen zeigen schwache Behaarung. Brust haarlos, am Abdomen zarte Behaarung, an der Linea alba gut entwickelt, an den Pubes von männlichem Typus, geringe Behaarung der Ober- und Unterschenkel. Sehr gut entwickelter Fettpolster, schwächliche Muskulatur, beide Mammae durch Fettauflagerung prominent, reichlicher Fettpolster an den Nates und Oberschenkeln. Penis normal groß, beide Hoden etwas kleiner, von geringer Konsistenz, schlaff. Prostata wallnußgroß, sehr weich; nach Massage entleert sich eine kleine Menge dünnflüssigen Sekretes. Innerer Organbefund normal. Patient ist sehr eitel, er ist von Beruf Beamter, doch studiert er Gesang und soll ein besonderes Talent zum Bühnenkünstler haben. Wenig männlicher Ernst und Energie, mehr Schwatzhaftigkeit, Unbeständigkeit, Unverträglichkeit und Unverläßlichkeit. Es ist notwendig, dringend und öfters den Patienten auszufragen, um verläßliche, exakte und wahre Angaben zu erhalten. Der Kranke hat durch lange Zeit die verschiedensten psychischen und suggestiven Behandlungen mitgemacht, doch ohne Erfolg.

Da es der Wunsch des Patienten ist, speziell mit Rücksicht auf seine Ehe, volles männliches normales Empfinden zu bekommen, wird der Versuch der Implantation vorgenommen.

10. Mai 1918 Operation: In typischer Weise wird ein gut entwickelter Leistenhoden eines 30jährigen Mannes in zwei Hälften implantiert und der linke Hoden des Kranken entfernt. Normaler Heilungsverlauf. Der entfernte Hoden ist etwas kleiner, zeigt Hydrokelenbildung mit zwei Kaffeelöffel klaren Sekretes, das Parenchym sehr weich.

Vier Wochen nach der Operation schwillt die rechte Implantationsstelle an und nach einigen Tagen entleert sich unter aseptischer Sekretion die implantierte mazerierte Hodenhälfte, nachher reaktionslose Heilung.

In der ersten Woche nach der Operation häufige, kräftige Erektionen, größere Ruhe, Zufriedenheit, Gleichgültigkeit gegen Geschlechtsgenossen, leises Aufdämmern von Interesse für die Frau. In der zweiten Woche starke Morgenerektionen mit heterosexuellem Empfinden, das sich langsam aber stetig steigert. Der frühere homosexuelle Trieb tritt nicht mehr auf, weder im Wachzustand noch in den Träumen.

Nach vollkommener Heilung, das ist nach sechs Wochen, erklärt der Patient, große Sehnsucht nach seiner Frau zu haben und wünscht dringendst, den Versuch eines Koitus zu machen. Da diese nicht einwilligt, unterbleibt jede Annäherung. Der Kranke verließ dann Wien und reiste in seinen Beschäftigungsort. Dort soll er nach seiner Angabe häufig mit Frauen Verkehr gehabt haben, sein Interesse für das Weib sei ein vollkommenes, der frühere Trieb soll nicht wiedergekehrt sein.

Eine Nachuntersuchung acht Monate nach dem Eingriff ergibt Abnahme des Fettpolsters, insbesondere an der Brust, den Nates und Oberschenkeln, wie eine tiefere Stimme. Patient, der wie erwähnt, Gesang studiert, soll von seinem Lehrer ebenfalls auf die auffallende Veränderung seiner Stimme nach der Tiefe und Breite aufmerksam gemacht worden sein. Seine Neigung sei nach seiner Angabe eine rein heterosexuelle. Seit dieser Zeit konnten von dem Kranken keinerlei Nachrichten ermittelt werden. Bei diesem Falle muß man sich, wie früher schon erwähnt wurde, den Angaben gegenüber vorsichtig und skeptisch verhalten, da seine Glaubwürdigkeit eine sehr zweifelhafte ist. Daß in den ersten Monaten ein Einfluß der Operation auf das physische und psychische Wesen des Mannes vorhanden war, ist nicht wegzuleugnen; daß dieser vielleicht wieder geschwunden ist, ist möglich.

Fall IV. J. C., 25jähriger Mann, aufgenommen am 18. Juni 1918 in das Kaufmännische Spital.

Der Kranke gibt an, von seiner Kindheit an homosexuelles Empfinden gehabt zu haben. Im Anfang hatte er kein richtiges Urteil über diese Anlage, später, als sie ihm zum Bewußtsein kam, versuchte er, da er sehr fromm erzogen wurde, durch Beten Herr über diese ihn sehr unglücklich machende Eigenschaft zu werden. In seinem 16. Lebensjahr Versuch eines Koitus mit einer Frau, doch ohne Erfolg. Das Weib blieb ihm vollkommen gleichgültig, ja es flößte ihm immer Abneigung ein, dagegen blieb das Interesse für den Mann dauernd bestehen. Ein Bruder des Patienten hat diese Neigung ebenfalls, doch ist bei ihm auch der heterosexuelle Trieb entwickelt. Die sexuelle Betätigung bestand in gegenseitiger Masturbation, wobei es zur Ejakulation kam, das Ejakulat sehr spärlich. Das Traumleben vollkommen homosexuell, nie Pollutionen.

Status praesens: Sehr großer, schlanker Mann, lichtblond, leichter Schnurrbartanflug, fast vollkommenes Fehlen der Behaarung am Körper, ganz spärliche Achselhaare. Brust und Abdomen haarlos, wie auch die Oberschenkel, spärliche Behaarung der Pubes, die sich nach oben geradlinig begrenzen. Auffallend geringer Fettpolster. Sehr zarte Muskulatur, graziler Knochenbau. Äußeres Genitale männlich entwickelt. Penis normal groß, beide Hoden etwas kleiner, schlaff, zeigen beiderseits geringe Hydrokelenbildung. Die Prostata per rectum klein, sehr weich, das ausgedrückte Sekret sehr spärlich, zeigt histologisch normale Verhältnisse. Der Kranke hat durch lange Zeit die verschiedensten psychischen und suggestiven Behandlungen mitgemacht, doch ohne Erfolg.

21. Juni 1918 Operation: In Äthernarkose wird dem Kranken ein Leistenhoden in zwei Hälften in typischer Weise implantiert und der linke Hoden entfernt. Normaler Heilungsverlauf. In der ersten Woche gehäufte Erektionen. Es tritt dann ein Stadium von Indifferenz auf, der Kranke ist gelegentlich vollkommen empfindungslos, weder der nahe Kontakt mit dem weiblichen Pflegepersonal, noch der mit anderen jugendlichen männlichen Kranken löst geschlechtliche Empfindungen aus. Dieser geschlechtliche Indifferentismus bleibt die ersten sechs Wochen, in denen der Kranke in Beobachtung bleibt, bestehen. Vier Monate nach der Operation berichtet der Kranke, daß er sexuell sehr ruhig sei. Der ursprüngliche Widerwillen gegen das Weib besteht nicht mehr, er fühlt sich in weiblicher Gesellschaft recht wohl, ein ausgesprochenes sexuelles Interesse für das Weib besteht nicht. Ebenso ist sein Interesse für den Mann nicht vollkommen geschwunden. Das ursprüngliche impetuöse Verlangen nach dem Manne besteht nicht mehr, auch werden in Gesellschaft von Männern nicht mehr wie früher richtige sexuelle Triebe ausgelöst. Er ist vorläufig mit dem Erfolge der Operation sehr zufrieden.

Briefliche Nachrichten über diesen Kranken ergaben, daß der homosexuelle Trieb außerordentlich stark zurückgedrängt ist, daß ein Interesse für das Weib besteht, doch der geschlechtliche Trieb im ganzen ein sehr schwacher ist. Der Kranke ist in einem dauernden Stadium geschlechtlichen Indifferentismus.

Fall V. M. A., 23 Jahre alt, aufgenommen am 18. Dezember 1918 in das Kaufmännische Spital.

Patient gibt an, seit seiner Kindheit und im verstärkten Maße seit seiner Pubertät rein homosexuelle Neigung gehabt zu haben. Patient stammt aus gesunder Familie, hat sieben normale Geschwister, darunter fünf Schwestern, von denen drei glücklich verheiratet sind, zwei normale Brüder, er selbst ist ein Zwillingskind. Der andere Zwilling, eine

Schwester, ist geschlechtlich vollkommen normal. Anfangs führt nur die Sehnsucht nach Freundschaft den Patienten in enge Berührung mit Geschlechtsgenossen, die dann bei seiner sehr leichten Erregbarkeit in das Sexuelle umschlug. Ausgesprochene Abneigung gegen die Frau, die trotz vieler Versuche nicht zu überwinden ist. Patient hat den dringendsten Wunsch, von dieser ihn tief unglücklich machenden Neigung befreit zu werden, und bittet um den Versuch der operativen Heilung.

Status praesens: Mittelgroßer kräftiger Mann von vollkommen männlichem Habitus, ebensolcher Behaarung, sehr gut entwickelter Muskulatur, kräftigem Knochenbau. Der Penis normal groß, die Hoden normal groß, etwas weicher, die Prostata von Kastaniengröße, normaler Konsistenz, entleert nach Massage normale Mengen Prostatasekretes. Innerer Organbefund normal.

Der Kranke hat durch lange Zeit die verschiedensten psychischen und suggestiven Behandlungen mitgemacht, doch ohne Erfolg.

21. Dezember 1918 Operation: In Äthernarkose wird dem Patienten der Leistenhoden eines 25jährigen kräftigen Mannes in typischer Weise in zwei Hälften implantiert und der linke Hoden entfernt. Normaler Heilungsverlauf. Der entfernte Hoden ist etwas kleiner, zeigt Hydrokelenbildung mit etwa einem Kaffeelöffel klaren Sekretes.

Die Beobachtung dieses Patienten zeigt bis heute außer einer gewissen geschlechtlichen Gleichgültigkeit keine Veränderungen gegen sein früheres Empfinden, es besteht die Abneigung gegen das Weib weiter, es besteht der Trieb zum gleichgeschlechtlichen Manne im ausgesprochenen Maße. In diesem Falle wäre bei dauerndem Bestehen dieses Zustandes eine Entfernung des restierenden Hodens und die Reimplantation eines zweiten normalen Hodens angezeigt. Diese Entscheidung und Entschließung muß weiterer Beobachtung überlassen werden.

Fall VI. A. D., 29 Jahre alt, aufgenommen am 18. Oktober 1919 in das Kaufmännische Spital.

Patient ist das achte Kind gesunder, normal entwickelter Eltern. Drei Geschwister starben in früher Jugend an Kinderkrankheiten, fünf leben, sind körperlich wie psychisch vollkommen normal entwickelt (2 Schwestern, 3 Brüder). Auch in der näheren und weiteren Verwandtschaft nie eine Abnormität. Der Kranke war ein Siebenmonatkind, immer sehr zart im Gegensatz zu seinen anderen Geschwistern, die alle sehr kräftig, ja robust waren. Als Kind mit drei Jahren soll ein beiderseitiger Leistenbruch, wie die Eltern angeben, durch Zurückdrücken in die Bauchhöhle, das über eine Stunde gedauert haben soll, behandelt worden sein. Damals waren angeblich auch beide Hoden stark angeschwollen. Die Kindheit verlief in normaler Weise. Er beteiligte sich an den Spielen mit Knaben und Mädchen gleich gerne und hatte bis zu seinem 12. Jahre eigentlich kein ausgesprochenes geschlechtliches Empfinden. In diesem Jahre wurde er von einem erwachsenen Manne zur mutuellen Onanie verleitet und damit entstand bei dem Kranken das erste Mal ein geschlechtliches Empfinden für den Mann, doch trat bald ein solcher Ekel vor diesen Handlungen auf, daß er den Mann floh, ohne aber seine Phantasie von diesem Gedanken mehr befreien zu können. Dieses Interesse für den Mann blieb an dem Kranken in den nächsten Jahren haften ohne jede geschlechtliche Betätigung. Im Alter von 15 Jahren lernte er wieder einen erwachsenen homosexuellen Mann kennen, der ihn in die Kreise dieser Menschen einführte. Das Bewußtsein seines falschen Geschlechtstriebes machte den Kranken sehr unglücklich, er versuchte den Verkehr mit einer Frau, dieser Versuch war in seinem 17. Lebensjahr und gelang ohne besonderes Lustgefühl. Er zwang sich nun öfter, doch es gelang nur, wenn das betreffende weibliche Individuum ihm zusagte und wenn er seiner Phantasie mit homosexuellen Gedanken nachhalf. Mit zunehmendem Alter wurde aber der homosexuelle Trieb immer kräftiger, er konnte ihn nicht mehr bekämpfen. Der Kranke suchte Hilfe bei verschiedenen Ärzten, machte monatelange Kuren, psychoanalytische Behandlungen ohne jeden Erfolg mit. Ebenso war der Versuch, durch hypnotische Beeinflussung den Trieb zu bekämpfen, ergebnislos geblieben. Es kam der Krieg, der Kranke rückte ein, kam ins Feld, wurde aber nach einigen Monaten als nicht tauglich in das Hinterland versetzt. Damals, 1918, kam der Kranke mit der Bitte, durch eine Implantation bei ihm zu versuchen, den ihn unglücklich machenden falschen Geschlechtstrieb zu beseitigen.

Status praesens vom 18. Oktober 1919: Mittelgroßer, gut genährter etwas beleibter Mann. Gesichtszüge auffallend weich, dichte Behaarung des Kopfes, zarter, gut entwickelter Schnurrbart, gut entwickelte Behaarung der Achselhöhlen, der Brust, der Schamgegend mit Übergreifen auf die Linea alba, zarte Behaarung der Oberschenkel, sehr gut entwickelter Panniculus adiposus, beide Mamillae leicht prominent, bis Kindsfaustgröße erreichend, Fettansatz an den Hüften, dem Unterbauch, den Oberschenkeln, auffallend dicke, fettreiche Waden. Die Muskulatur der oberen und unteren Extremitäten schlaff, weich. Das äußere Genitale, Penis wie Hoden, normal entwickelt, die Prostata ist etwas kleiner, von sehr weicher Konsistenz, das Sekret sehr dünnflüssig, fast ohne Formelemente. Blutbefund und Harnbefund normal. Die Stimme etwas höher, zarter, der Kehlkopf normal entwickelt.

Der Kranke hat ein gedrücktes, scheues, sehr zurückhaltendes Wesen, ist zerfahren, außerordentlich empfindlich, seine Intelligenz trotz der guten Schulbildung recht gering. Der Kranke gibt an, er fühle sich seelisch als Frau. Körpergewicht 72 *kg*.

20. Oktober 1919 Operation: In Äthernarkose wird dem Kranken in typischer Weise der haselnußgroße Leistenhoden eines 22 jährigen

vollmännlichen, kräftigen Individuums in zwei Hälften implantiert und der linke Hoden des Kranken entfernt. Normaler Heilungsverlauf.

Fünf Tage nach der Operation gibt der Kranke an, sein geschlechtliches Empfinden sei unbestimmt, die homosexuellen Triebe tauchen zeitweise auf, doch mit recht geringer Intensität, verschwinden bald und hinterlassen einen unangenehmen Eindruck.

Einige Tage später heterosexuelle Empfindungen, die den ganzen Tag anhalten und bei dem Kranken ein angenehmes Lustgefühl auslösen. In den nächsten Tagen kommt es zu wechselseitigem Auftreten homosexueller und heterosexueller Gefühle, wobei aber der Dauer und Intensität nach die heterosexuellen die Oberhand gewinnen. Dieser Zustand dauert an. Drei Wochen nach der Operation verläßt der Kranke das Spital.

Die Untersuchung zehn Wochen nach dem Eingriff ergibt häufigeres Auftreten von Erektionen, das heterosexuelle Empfinden deutlich entwickelt, die homosexuellen Triebe treten selten auf und können ohne besondere Willenskraft unterdrückt werden. Das vor der Operation bestandene Gefühl des Kranken, er fühle sich seelisch als Frau, ist geschwunden. Deutliches Interesse für das weibliche Geschlecht, erotische Träume mit heterosexueller Richtung häufiger. In der ganzen Zeit zweimal homosexuelle Träume von sehr geringer Intensität.

Körpergewichtsabnahme um 4 *kg*, die Fettpolster an den Mamillae geschwunden, die Brust flach, geringer Fettpolster an den Nates, dem Unterbauch und den Oberschenkeln. Wadenumfang um 4 *cm* geringer. Abnahme der subkutanen Fettschichten im Gesichte, schärfere Ausprägung der Nasolabialfalte, stärkere Markierung der Gesichtszüge. In den nächsten Monaten hat sich ein geschlechtlicher Indifferentismus entwickelt, der bis heute andauert und den Kranken gleichgültig gegen Mann und Frau macht. Dieser Zustand, der sich auch durch fast vollkommenes Fehlen der Libido kennzeichnet, bewahrt den Mann vor einem Rückfall in seinen früheren Trieb. Auch bei diesem Kranken wäre der Versuch einer Reimplantation zur Verstärkung des heterosexuellen Triebes in Erwägung zu ziehen.

Fall VII. A. F., 32 Jahre alt, aufgenommen am 18. März 1920 ins Kaufmännische Spital.

Patient hatte eine normale Kindheit und während dieser Zeit nie irgendwelche abnormale Geschlechtsempfindungen. Mit 14 Jahren wurde er in ein Knabenpensionat gebracht, wo er im Laufe der nächsten drei Jahre verblieb und durch seine Kollegen zur Onanie verführt wurde, bei welcher Gelegenheit das erste Mal homosexuelle Empfindungen in ihm auftraten. Dieses Interesse für den Mann blieb von dieser Zeit an dauernd, trotzdem er später während seiner Studentenzeit des öfteren weiblichen Verkehr hatte. Das Interesse für die Frau sank allmählich, wogegen das Interesse für den Mann immer stärker hervortrat. Im Jahre 1914 litt er an schweren nervösen Störungen mit Halluzinationen, die ein Jahr dauerten und derentwegen er in Anstaltsbehandlung war. Während dieser Zeit war das homosexuelle Empfinden außerordentlich stark entwickelt. In den folgenden zwei Jahren war der Nervenzustand ein befriedigender, sein Empfinden war ein rein homosexuelles, den Verkehr mit Frauen hatte er ganz aufgegeben. Im Jahre 1916 traten wieder Nervenstörungen auf, die fast ein Jahr dauerten, und während dieser Zeit war wiederum der homosexuelle Trieb außerordentlich stark. Seither ist sein Nervenzustand ein recht labiler; er ist zu ernster Arbeit nicht fähig, außerordentlich reizbar, sein Geschlechtstrieb nicht sehr stark, doch dauernd homosexuell. Der Kranke hat die verschiedensten Behandlungsmethoden durchgemacht, ohne daß dieser abnorme Trieb irgendwie hätte beeinflußt werden können. Es wurde deshalb von seinem behandelnden Arzt empfohlen, den Versuch einer Implantation auszuführen.

Status praesens vom 18. März 1920: Auffallend großer Mann (190 *cm*) von sehr ebenmäßigem männlichen Körperbau. Kopfhaar lang, dicht, sehr weich. Die Behaarung im Gesicht rein männlich. Gesichtszüge etwas weicher. Normaler Behaarungstypus des Stammes und der Extremitäten. Normales äußeres Genitale, normale Prostata.

19. März 1920 Operation: Kastration auf der linken Seite und Implantation eines gut entwickelten Leistenhodens in zwei Hälften in typischer Weise. Der entfernte Hoden normal groß, zeigt eine kleine Hydrokelenbildung. Die Konsistenz etwas weicher. Normaler Heilungsverlauf.

Die Beobachtung dieses Falles ergab eine deutliche Wirkung auf das allgemein psychische Verhalten des Mannes. Der Kranke, der in den letzten Jahren dauernd eine Pflegeperson hatte, die sein Tun und Lassen kontrollieren mußte, wurde so ruhig und vernünftig in seinem ganzen Wesen, daß diese Beaufsichtigung sistiert werden konnte und er unbeaufsichtigt ein ganz normales Leben zu führen begann. Der homosexuelle Trieb ist gedämpft, von impetuösen stürmischen Anfällen ist seit der Operation nichts mehr zu bemerken. Ein stärkeres Hervortreten der heterosexuellen Neigung konnte bisher nicht beobachtet werden; der Kranke ist in einem Stadium, in dem sein Geschlechtstrieb sich weniger bemerkbar macht. Diese Veränderungen dürften als Wirkung der vorgenommenen Operation aufgefaßt werden, da Ähnliches bisher trotz der verschiedenen, jahrelang andauernden Behandlungen nicht erzielt werden konnte.

Fall VIII. S. H., 28jähriger Mann, aufgenommen am 15. Mai 1923 in das Kaufmännische Spital.

Der Kranke, der aus belasteter Familie stammt, gibt an, seit Erwachen des Geschlechtstriebes rein homosexuelle Neigung gehabt zu haben. Auch sein Traumleben ist vollkommen von diesem Triebe beherrscht. Die Frau löste stets bei dem Kranken Abneigung aus; ein Versuch zur heterosexuellen Betätigung konnte aus diesem Grunde nicht ausgeführt werden. Der homosexuelle Trieb war stets ein außerordentlich heftiger, der sich nie, auch mit Aufbietung aller Willenskraft, unterdrücken ließ. Der Kranke hat die verschiedensten psychischen und suggestiven Behandlungen ohne Erfolg mitgemacht. Er kommt mit der Bitte, den Versuch einer operativen Behandlung bei ihm zu machen. Das Äußere des Patienten ist ein rein männliches, nur die Behaarung im Gesicht etwas spärlicher, die Barthaare sehr weich, sonst ist im Organismus nichts Pathologisches nachweisbar.

16. Mai 1923 Operation: Implantation eines gut entwickelten Leistenhodens, der von einem 25jährigen kräftigen normalen Menschen stammt. Normaler Heilungsverlauf. Sechs Wochen nach der Operation kommt es auch bei diesem Kranken zu einer aseptischen Sequestration der rechten Implantationshälfte; die linke Seite vollkommen reaktionslos verheilt. Acht Wochen nach der Operation berichtete der Patient, der auswärts lebt, daß es ihm psychisch sehr gut gehe, der alte Mensch ist sozusagen paralysiert, noch nicht ganz überwunden, das Gemüt fröhlicher und mutiger. Das Interesse für die Frau ist entwickelt, er schildert es so, daß beim Anblick eines Mädchens eine Empfindung in ihm entsteht, die er vorher noch niemals empfunden hatte. Die Beobachtungszeit bei diesem Kranken ist für eine endgültige Entscheidung eine zu kurze, jedenfalls sind die bisherigen Berichte des sehr intelligenten Kranken in dem Sinne aufzufassen, daß durch die Operation Empfindungen und Gefühle erweckt wurden, die dem Kranken bisher unbekannt waren.

Bei der Beschreibung der operierten Fälle von Homosexualität wurde darauf hingewiesen, daß die Beurteilung der erzielten Erfolge mit größter Vorsicht und größter Objektivität vorgenommen werden müsse, da Angaben homosexueller Menschen nur mit großer Reserve verwertet werden dürfen, eine gewisse Lügenhaftigkeit, die Sucht zu verschleiern, liegt ja im Wesen dieser Kranken; man darf aber anderseits nicht alles Mitgeteilte für unwahr ansehen. Von den acht operierten Fällen ist bei dem ersten ein voller Erfolg erreicht worden, der sich durch Änderung somatischer wie psychischer Eigenschaften feststellen ließ und der bis heute, also länger als sieben Jahre anhält. Dieser Kranke, der ein Fall angeborener Homosexualität war, hatte vor der Operation verschiedene physische und suggestive Behandlungen ohne jeden Erfolg mitgemacht; es ist daher nicht anzunehmen, daß das Erreichte bei diesem Kranken auf Suggestion beruhen sollte, daß plötzlich diese Suggestion so mächtig geworden war, daß sie Physis und Psyche invertieren konnte. Auch bei sehr kritischer Beurteilung dieses Falles darf ein Zusammenhang zwischen Transplantation und Änderung der Triebrichtung angenommen werden. Von den anderen operierten Fällen, bei denen durchwegs nur einseitig kastriert und implantiert wurde, ist bei Fall II, Fall VII und Fall VIII eine sichtliche Beeinflussung durch die Operation erzielt worden. Es ist bei diesen Kranken ein deutliches Zurücktreten des homosexuellen Triebes und eine Entwicklung der Heterosexualität eingetreten. Fall III und V sind unbeeinflußt geblieben, die von Fall III mitgeteilten Beobachtungen der angeblich günstigen Beeinflussung dürfen mit Rücksicht auf das Wesen dieses Kranken nicht voll verwertet werden. Bei Fall IV und VI ist seit der Operation durch längere Zeit ein sexueller Indifferentismus zu beobachten. Es ist der Geschlechtstrieb ein viel geringerer und auch Provokationen haben keine intensiven Reaktionen dieses Triebes zur Folge. Es hat den Anschein, als ob seit dem Eingriff ein gewisser Gleichgewichtszustand bei diesen Kranken aufgetreten wäre, der bedingt sein dürfte durch die gegenteilige Wirkung der eingepflanzten und eigenen Geschlechtsdrüse. Die antagonistische Einwirkung geschlechtlich verschiedener Keimdrüsen ist eine durch das Tierexperiment bekannte Tatsache, die vor allem aus den Arbeiten Hermanns und Marianne Steins ersichtlich ist. Außerordentlich interessant ist es, daß gerade bei der Operation der Homosexualität drei Fälle zur Beobachtung kommen, bei denen eine Hälfte der eingepflanzten Keimdrüse einige Wochen nach der Operation sequestriert wurde. Nicht durch eine Eiterung, sondern ohne jede lokale Infektion, ohne Temperaturerscheinungen kam es zum Abstoßen der nekrotisch gewordenen Keimdrüsenhälfte. Es liegt der Gedanke nahe, diesen Vorfall, der bei den anderen wegen Keimdrüsenverlust oder Unterentwicklung operierten Fällen niemals zur Beobachtung kam, als Folge der antagonistischen Wirkung der beiden Keimdrüsen aufzufassen.

In der reichen Literatur dieses viel beschriebenen und viel umstrittenen Gebietes finden wir bei Krafft-Ebing, Garnier, Moll und anderen Autoren die früher mitgeteilte Ansicht vertreten, daß bei der angeborenen Homosexualität eine bestimmte Veranlagung vorhanden sein müsse, die die Entwicklung dieses abnormen Geschlechtstriebes bedingt. Ob die Frage nach dieser vermuteten Anlage durch die mitgeteilten Beobachtungen gelöst ist, sollen weitere Beobachtungen endgültig beantworten; daß ein Zusammenhang zwischen Homosexualität und der angenommenen pathologischen Keimdrüsentätigkeit bestehe, kann nach den Arbeiten Steinachs, Sands, Biedls und den Ergebnissen der operierten Fälle als mehr als wahrscheinlich angenommen werden. Auch in den Mitteilungen Goldschmidts und Kleins über Intersexualität finden wir Anschauungen vertreten, die einen Zusammenhang zwischen Keimdrüse und dieser Perversion annehmen lassen.

Nach Goldschmidt unterscheidet man eine zygotische und eine hormonische Intersexualität. Bei den Insekten, bei denen mit der

Befruchtung zugleich sämtliche Geschlechtsmerkmale festgelegt sind, ist eine auf natürlichem oder experimentellem Wege entstandene Intersexualität als rein zygotische anzusehen, eine Auffassung, die durch die Schmetterlingsversuche von Oudemann und Goldschmidt gefestigt wurde. Bei Vögeln und Säugetieren ist die vollkommene Ausbildung abhängig von der Funktion der endokrinen Drüsen; tritt bei diesen Tieren eine sexuelle Zwischenstufe auf, so ist diese als eine hormonische zu bezeichnen. Goldschmidt kam auf Grund seiner Versuche zu der Auffassung, daß die Intersexualität dann zustande komme, wenn in einem bestimmten Zeitpunkte der Entwicklung, dem Drehpunkte, eine Reaktion stattfindet, die wir Umschlagsreaktion nennen können und die in ihrem psychologischen Effekte darin besteht, daß sie die alternativen Differenzierungsvorgänge zwingt, im Zeichen des anderen Geschlechtes zu verlaufen. Die Intersexualität wird genetisch produziert, wenn die Faktoren der männlichen und weiblichen Differenzierung quantitativ nicht richtig aufeinander abgestimmt sind. Weibliche Intersexualität kommt zustande, wenn die neben der beherrschenden weiblichen Reaktion verlaufende männliche Reaktion schneller verläuft, als sie normalerweise sollte, umgekehrt bei männlicher Sexualität; je schneller sie verläuft, je früher der Drehpunkt, um so höher die Intersexualität.

Echte hormonische Intersexualität wurde von Keller und Tandler und von Lillie beschrieben, sie kommt bei manchen Zwillingen des Rindes vor, bei denen der eine Zwilling auf der Zwischenstufe des Hermaphroditen stehen bleibt. In einem früheren Entwicklungsstadium produziert der Hoden des männlichen Zwillings schon Hormone, und diese gelangen durch die zwischen den beiden Zwillingen schon bestehende Blutgefäßanastomose in das Blut des weiblichen Teiles und bedingen dadurch dessen Intersexualität. Goldschmidt hält die bei Menschen vorkommende Intersexualität, den Pseudohermaphroditismus, für eine zygotische und kam, veranlaßt durch die Versuche Steinachs, zu der Ansicht, daß auch die Homosexualität als eine Intersexualitätsstufe anzusehen sei.

H. Klein befaßt sich in einer interessanten Arbeit mit dem Wesen und der Entstehung der Homosexualität. Die Arbeiten Goldschmidts haben ihn zu der Ansicht veranlaßt, daß die psychische Intersexualität, die Homosexualität, eine zygotische sei, die bereits syngam durch die Vereinigung der elterlichen Geschlechtszellen festgelegt ist. In Konsequenz dieser Betrachtungsweisen muß auch das Bestehen einer intersexualen Pubertätsdrüse angenommen werden, da bei Säugetieren und Menschen diese Organe als Vermittler zwischen Geschlechtsfaktoren und definitiver Differenzierung eingeschaltet sind. In Konsequenz dieser Annahmen glaubt Klein, daß der psychischen Intersexualität wie jedem anderen Artmerkmal irgend eine Erbeinheit im Keime entsprechen dürfte. Gestützt wird diese Ansicht durch das Vorkommen urnischer Geschwister, durch das mehrfache Auftreten dieser Inversion in Haupt- und Seitenlinien mancher Familien, Tatsachen, die für eine vererbte Anlage sprechen. Klein vertritt auch die Auffassung, daß durch äußere Einflüsse geschädigte Gameten vor ihrer Vereinigung zur Zygote, so zum Beispiel durch Schädigung der Spermien, durch chemische Mittel, durch chronischen Alkoholismus, durch Lues oder als Nachwirkung von Röntgen- und Radiumbestrahlung eine Intersexualität auftreten könne. Ein männliches Individuum ist auf diese Weise imstande, obwohl selbst in seiner Geschlechtsanlage normal, durch Schädigung seiner Samenzellen zum Ahnherrn der Homosexualität seiner Nachkommen zu werden. Klein meint, wenn sich die durch Transplantation beeinflußten Fälle als echte Umstimmung des Geschlechtes mit Änderung der Triebrichtung auch in Hinkunft erweisen sollten, so würde dies nur besagen, daß eine künstliche Abänderung ererbter Artmerkmale insoweit denkbar sei, als dadurch eine Umschaltung der entsprechenden protektiven Hormone erzielt werden könnte.

Aus den bisher veröffentlichten, nicht sehr zahlreichen Publikationen über Hodentransplantationen bei dieser Perversion wird von Mühsam über zwei Fälle von Homosexualität berichtet, bei denen es durch die Transplantation gelang, die Homosexualität zum Schwinden zu bringen.

Pfeiffer beschreibt einen geheilten Fall von Homosexualität durch Hodentransplantation. Sechs Wochen nach der Operation wurde, trotzdem keine Kastration vorgenommen war, normales Triebleben beobachtet. Pfeiffer hält es nicht für notwendig, bei der nach der Pubertät entstandenen Homosexualität zu kastrieren, denn es sei nicht anzunehmen, daß eine totale Inversion der vorher normal entwickelten Keimdrüse eintreten müsse. Bei einem 33jährigen Manne, der früher heterosexuell veranlagt war und erst seit drei Jahren homosexuelle Triebe und feminine Schambehaarung zeigt, wurde ein Stück Hoden, ohne daß der Patient wußte, um was es sich handle, in die Muskelscheide der geraden Bauchmuskulatur überpflanzt. Nach sechs Wochen meldet Patient Sistieren der homosexuellen Neigungen, normales Triebleben und heterosexuellen Verkehr. Die Schambehaarung weist einen mehr maskulinen Typ auf als früher.

Schreiber berichtet über einen Fall von Homosexualität, bei dem nach vorhergegangener Kastration ein Leistenhoden eingepflanzt worden war, bei welchem Kranken eine Umstimmung zur Heterosexualität ein halbes Jahr nach der Operation noch beobachtet werden konnte.

Den Berichten über eine günstige Beeinflussung der Homosexualität durch eine Hodentransplantation stehen Angaben anderer Autoren entgegen, insbesondere die von Stabel, welche jede Wirkung leugnen.

Es ist klar, daß mit dem bisher beobachteten Material die Frage der Entstehung und Behandlung der Homosexualität noch nicht gelöst ist; ein größeres Krankenmaterial, weitere genaue Überprüfungen operierter Fälle sind unbedingt notwendig, um zu einem abschließenden Urteil kommen zu können.

Der Vorschlag, die Homosexualität auf chirurgischem Wege zu heilen, stützte sich auf die Annahme angeborener Veränderungen der Keimdrüsen, die Ursache dieser Perversion sein dürften. Er ist ein erster Versuch, der gewisse Erfolge erzielen ließ und dem schon deshalb eine Bedeutung zukommt, weil er in ein Gebiet, das recht dunkel ist, ein wenig Licht brachte.

3. Kritik der Operationsergebnisse.

Die Überpflanzung der Keimdrüse beim Manne nach der empfohlenen Operationsmethode hat sich bewährt; es ist gelungen, das eingepflanzte Drüsengewebe jahrelang in ungestörter ausreichender Funktionstätigkeit zu erhalten. Beweise für diese Annahme waren Fälle vollkommener Kastration, in denen mehrere Jahre nach der Transplantation festgestellt werden konnte, daß die früher rückgebildet gewesenen Geschlechtsmerkmale sich wieder entwickelt hatten und in vollem Maße erhalten geblieben waren. Als Einpflanzungsmaterial hat sich das menschliche Drüsengewebe als das brauchbarste und für die Dauerwirkung geeignetste erwiesen. Indikationen für diese Operation waren Kastrationsfolgen bei erwachsenen und jugendlichen Individuen, die angeborene Unterentwicklung der Keimdrüsen mit dem durch sie bedingten Symptomenkomplex des Eunuchoidismus und die angeborene Homosexualität.

Zweiundzwanzig Fälle wurden aus den angeführten Indikationen operiert. Außerdem wurden in zwei Fällen von Eunuchoidismus Widderhoden eingepflanzt, in zwei Fällen von Homosexualität durch mehrere Stunden konservierte menschliche Hoden. Die Erfolge dieser vier Operationen waren nicht befriedigende, die Organe kamen bald zur Aufsaugung.

Die Resultate der Behandlung der Kastrationsfolgen waren die befriedigendsten. In der überwiegenden Mehrzahl der Fälle ist es zu einer Dauerwirkung mit Wiederherstellung der Sexuszeichen gekommen. Bei der Behandlung des Eunuchoidismus waren bei den jugendlichen Fällen günstige Ergebnisse zu verzeichnen, bei den älteren Fällen war der Erfolg ein geringerer. Die operative Behandlung der Homosexualität, basierend auf der Annahme einer zwittrig angelegten Keimdrüse, ergab in einem Falle einen vollen Erfolg, bei einer Anzahl von Fällen eine teilweise Beeinflussung, bei anderen keine. Dieses neue Gebiet ist mit den bisherigen Versuchen noch nicht endgültig erforscht und bedarf weiterer eingehender Forschung. Die Übertragung der Keimdrüsen kann auf Grund der mitgeteilten Beobachtungen als bewährte Methode empfohlen werden.

Bis zu der im Jahre 1916 erschienenen Mitteilung des Verfassers über den ersten, mit Erfolg operierten Fall von Hodentransplantation beim Menschen konnte in der Gesamtliteratur nur ein einziger Fall eines ähnlichen, günstig verlaufenen Eingriffes aufgefunden werden. Seit jenem Zeitpunkte wurde der Keimdrüsenübertragung ein erhöhtes Interesse entgegengebracht, da sich eine Anzahl von Autoren, insbesondere des Auslandes, mit diesem Problem befaßt; es ist erfreulich, daß die veröffentlichten Arbeiten der Anlaß zu diesen vielfachen Forschungen geworden sind.

Literatur.

Achard und Demanche, Soc. hôp. méd. de Paris, 21 déc. 1906.
Albers-Schönberg, Münchn. med. Woch., 1903.
Ancel und Bouin, Compt. rend. de l'Acad. des sciences, déc. 1903.
— — Compt. rend. de l'Acad. des sciences, janv. 1904.
— — Compt. rend. de Soc. Biol., 1903.
— — Compt. rend. de Soc. Biol., 1904, p. 81 und 83.
Apert, Presse méd. 28, p. 341, 1920.
Aschoff, Naturforscherversammlung, Nauheim 1920.
Aron, Compt. rend. des séances de l'Acad. des Sciences, t. 174.
d'Arsonval, Arch. de physiol. norm. et path., 1893.

Bauer J., Vorlesungen über allgem. Konstitutions- u. Vererbungslehre, Berlin 1923.
Becker, Arch. f. Anat. u. Entw.-Gesch., 1899.
Benoit J., Compt. rend. des séances de la soc. de biol., Bd. 84, 1921.
Bergonié und Tribondeau, Compt. rend. hebd. soc. de la biol., 1, 1905.
— — Arch. d'Électr. méd., 1906.
Berthold, Arch. f. Anat. u. Physiol., p. 42, 1849.
Biedl, Innere Sekretion, 3. Aufl., 1916.
Bolognesi G., Journ. d'urologie, 1922, Bd. 12.
Bouin und Ancel, Compt. rend. Soc. Biol., 1903, 1688.
— — Journ. de phys. et path. gén., nov. 1904.
— — Arch. de zool. exp. et gén., 1903, 1904, 1905.
Breitner B., Zeitschrift für klinische Chirurgie, Bd. 182, Heft 5/6.
Brown-Séquard, Compt. rend. Soc. Biol., 1889, p. 415, 420, 430, 451.
— Arch. de phys., 1889.

Champy, Compt. rend. Soc. Biol., t. 65, 1913.
Charcot, Sem. méd., mars 1891.
Claude und Gougerot, Compt. rend. Biol., 1907.
Cordier und Francillon, Bull. soc. méd. hôp. de Lyon, 1910.
Curatulo und Tarulli, Arch. ital. de biol., 23, 1895.
— — Ann. ost. e gin., 1906.
Courrier, Compt. rend. des séances de l'Acad. des sciences, 172, 1921.

Darwin, Das Variieren der Tiere und Pflanzen im Zustande der Domestikation. Deutsche Übersetzung von Carus, Stuttgart 1878, Bd. II, Kap. 13.
Dürck, Atrophie und Hyperplasie der Hoden. Ref. in Münchn. med. Woch., 1907.
Duprès, Thèse de Paris, 1904/05.

v. Ebner, Unters. a. d. Inst. f. Physiol. u. Hist. in Graz, herausg. v. Rollett. 2. Heft, Leipzig 1871.
Eiselsberg, Wien. klin. Woch., 1892.
Els, Deutsch. med. Woch., 1920.
Enderlen, Med. Klinik, 1921.
Erdheim, Zeitschr. f. Heilk., 25, Abt. f. path. Anat., 1904.
Exner, Beitr. z. Geb. u. Gyn. Festschr. f. Chrobak, 2, Wien 1903.

Falk, Zeitschr. f. exp. Path., 4, p. 360, 1907.
Falta W., Die Erkrankungen der Blutdrüsen, Berlin, 1913.
— Erg. d. wiss. Med., Heft 3.
Felizet und Branca, Compt. rend. Soc. Biol., Paris 1901, Nr. 11 und 14.
Foà, Arch. ital. de biol., **35**, 1901.
Foges, Zentralbl. f. Physiol., 12, p. 898, 1898.
Friedmann F., Arch. f. mikr. Anat., 52, 1898.

Gallavardin und Rebattu, Lyon méd., 1910, Nr. 5.
Gandy, Bull. et mem soc. méd. hôp., 28, Nr. 22, 1911.
Ganfini, Arch. it. anat., 1, 1902.
Garnier, Anomalis sexuelles, Paris.
Godard, Compt. rend. Soc. Biol., 1856, 1857.
Goebell, Zentralbl. f. path. Anat., **9**.
Goldmann, Die äußere und innere Sekretion des gesunden Organismus im Lichte der „vitalen Färbung", Tübingen 1909.
Goldschmid R., Mechanismus und Physiologie der Geschlechtsbestimmung, Berlin 1920, Bornträger.
Gregory A., Zentralbl. f. Chirurgie, 1922.
Griffiths, Journ. of Anat. and Physiol., Bd. 28.

Halban, Arch. f. Gyn., 70, 1903.
— Wien. klin. Woch., 1903, Nr. 28.
Hansemann, Virch. Arch., 142, 1895.
— Arch. f. Anat. u. Physiol. (phys. Abt.), 1896.
Haubenreiser, Deutsch. Zeitschr. f. Chirurgie, 1922, Bd. 176.
Hegar, Beitr. z. Geb. u. Gyn., **7**, 1903.
Herbst, Formative Reize in der Ontogenese, Leipzig 1901.
Herrmann und Stein, Med. Klinik, p. 401, 1916.
— Über die Wirkung eines Hormones Corpus luteum auf männliche und weibliche Keimdrüsen, Wien. klin. Woch., ...
Herxheimer und Hoffmann, Deutsch. med. Woch., 1908.
Heymann, Wien. klin. Rundsch., 1906, Nr. 29.
Hofmeister, Sitz.-Ber. d. math.-naturw. Klasse d. k. Akad. d. Wiss., 65, 3. Abt., 1872.
Humphrey, The Americ. Journ. of Anat., vol. 29, 1921.
Hunter John, Observations on the glands between the rectum, etc., London 1786. Deutsch von Scheller, Braunschweig 1802.

Kasai, Virch. Arch., 1942, p. 1, 1908.
Keller K., Wien. Tierärztl. Monatsschrift, Bd. 7.
Klein Heinrich Viktor, Hypothese zur Vererbung und Entstehung der Homosex., Zeitschr. f. d. ges. Neurologie u. Psychiatrie, 1923, Bd. 83.
Kölliker, Handbuch der Gewebelehre des Menschen, 5. Aufl., 1867.
Kohn A., Arch. f. Ent.-Mech., 47, p. 95, 1920.
Kolmer und Scheminsky, Pflügers Arch., 194, 1922.
— und Koppanyi, Anatom. Anzeiger, Bd. 56, Nr. 17, 1923. — Zeitschr. f. Anat. und Entwickl.-Gesch., Bd. 69, Heft 1/3.
Kreuter, Zentralbl. f. Chir., 46, p. 954, 1919.
Kühl W., Münchn. med. Woch., 1921, Nr. 34.
Kyrle, Über experimentelle Hodenatrophie, Verhdlg. d. deutsch. pathol. Gesellsch., 1910.
— Über die Regenerationsvorgänge im tierischen männlichen Hoden. Sitzungsb. d. k. Akad. d. Wiss. in Wien, 1911.

Kyrle, Beitrag zur Frage der Kryptorchie. Verhdlg. d. deutsch. pathol. Gesellsch, 1912.
— Über Hodenunterentwicklung im Kindesalter, Beitrag zur pathologischen Anatomie und zur allgemeinen Pathologie, 1915.

Larrey, Mém. de chir. mil. et camp., 2, 1812.
Lepinasse, Journ. of Amer. med. Assoc., 1913.
Lereboullet, Gaz. hebd. Bordeaux, 24, p. 34, 1877.
Lexer, Die freien Transplantationen, Stuttgart 1919.
Leydig, Lehrbuch der Histologie des Menschen und der Tiere, Frankfurt 1857.
Liescheid, Über Hodentransplantationen. Verein der Ärzte, Halle a. d. Saale 1922.
Lillie F. R., 1916, Science, Bd. 43. Journ. of exp. Zool., Bd. 23.
Lichtenstern, Münchn. med. Woch., 1916, p. 673.
— Wien. klin. Woch., 1918, Nr. 45.
— Jahreskurse f. ärztl. Fortb., 11, 1920.
— Wien. klin. Woch., 1920, p. 893.
— Berl. klin. Woch., 1920, p. 417.
— Zeitschr. f. urol. Chir., 1921, p. 305.
Lode, Wien. klin. Woch., 1895, 345.
Löwy und Richter, Du Bois Arch. Suppl., 1889, 174.
Loisel, Compt. rend. Soc. Biol., 1902, 1903, 1904, 1905.
Lüthje, Arch. f. exp. Path. u. Pharm., 48, 1902.
Lydston, Journ. of americ. med. Ass., 66, p. 1540, 1916.
— Americ. Journ. surg., 34, 1920.
— New York med. Journ., 113, p. 232, 1921.

Marshall, Journ. of phys., 43, 1911.
Matthes, Mon. f. Geb. u. Gyn., 18, 1903.
Maximow, Zieglers Beitr., 26, p. 230, 1899.
Morgan Charles, 1915, Proc. Soc. Exp. Biol. and Med., Bd. 13.
Meisenheimer, Zool. Anz., 38, 1911.
Moll, Untersuchungen über die Libido sexualis, 1897.
Mühsam, Deutsch. med. Woch., 1920, Nr. 30, 1922.
Mossé und Oulié, Compt. rend. Soc. Biol., 51. 447, 1899.

Nielsen, Mon. f. prakt. Tierheilkunde, 17.
v. Noorden, Nothnagels Path. u. Ther., 7.

Oudemann J. Th., Zool. Jahrb., Bd. 22.

Parhon und Mihaélesco, Journ. de Neurol., 1908.
Pelikan, Gerichtlich-medizinische Untersuchungen über das Skopzentum in Rußland. Deutsch von N. Ivanoff, Gießen 1876.
Pfeiffer E., Gyogyaszat, 1921, Jahrg. 61. Deutsch. med. Woch., 1922.
Pflüger, Pflügers Arch., 116, 375, 1907.
Pittard, Compt. rend. de l'Acad. des sciences, 136, p. 1411, 1903.
Plato, Arch. f. mikr. Anat., 48, 1897; 50, 1897.
Poehl, Wirkung des Spermin, St. Petersburg 1908.
Pregl, Pflügers Arch., 62, 1896.
Puech, Des ovaires et de leurs anomalies, Paris, Lévy.

Regaud und Policard, Compt. rend. Soc. Biol., Paris 1901.
Reinke F., Arch. f. mikr. Anat., 42, 1896.
Retterer und Voronoff, Compt. rend. de la Soc. Biol., 1923, Bd. 89, Journ. d'urologie méd. et chirugie, 923, Bd. 15.

Ribbert, Arch. f. mikr. Anat., 47, 1896.
— Arch. f. Entw.-Mech., 7, 1898.
Riedinger, Zeitschr. f. orth. Chir., 25.

Sainton, L'Encéphale, 1906, Nr. 3 und 4.
Sand, Experimentelle Studien über Geschlechtscharakter, Kopenhagen 1918.
— Journ. de phys. et path. gén., 19, p. 305, 1921.
Sellheim, Beitr. z. Geb. u. Gyn., I, 1898.
Serralach und Parés, Compt. rend. de la Soc. Biol., 1907, 63, p. 790.
Simmonds, Fortschr. a. d. Geb. d. Röntgenstr., 14, 1909, 10.
Spangaro, Anat. Hefte, Heft 60.
Stabel, Naturforscherversammlung, Leipzig 1922.
Stanley, Cal. Stat. journ. med., 18, p. 251, 1920. Ref. Phys. Ber., 3, 1920.
— und Kelker, Journ. of americ. med. assoc., 75, 1920.
Steinach, Zentralbl. f. Phys., 25, Nr. 17, 1911.
— Zentralbl. f. Phys., 24.
— Zentralbl. f. Phys., 27, Nr. 14, 1913.
— Pflügers Arch., 56, 1894.
— Anz. d. Wien. Akad., Nr. 12, 1916.
— Arch. f. Entw.-Mech., 42, p. 307, 1916.
— Anz. d. Wien. Akad., Nr. 36, 37, 38 1919.
— Arch. f. Entw.-Mech., 46, p. 29, 1920.
— Verjüngung durch experimentelle Neubelebung der alternden Pubertätsdrüse, Berlin, 1920.
— Arch. f. Entw.-Mech., 46, p. 12, 1920.
— und Lichtenstern, Münchn. med. Woch., 1918, Nr. 6.
Stieda, Deutsch. med. Woch., 1908, 13.
Stieve, Entwicklung, Bau und Bedeutung der Keimdrüsenzwischenzellen, Wiesbaden, Bergmann 1921.
Stocker, Korr.-Bl. f. Schweiz. Ärzte, 46, p. 193, 1916.

Tandler, Wien. klin. Woch., p. 459, 1910.
— und Grosz, Die biologischen Grundlagen der sekundären Geschlechtscharaktere, Berlin, Springer 1913.
Thaler, Zieglers Beitr., 36, 1904.
Thorek Max, Wien. med. Woch., 1923, Nr. 50.

Ullmann, Münchn. med. Woch., 1916.

Versen H. G., I.-D., Berlin 1868, zit. bei Heymann.
Villemin, Compt. rend. Soc. Biol., 1, 1076, 1906.
Virchow, Ges. Abhandl. z. wiss. Med., 1862.
Voronoff, Intern. clin., 1, p. 76, 1921. Int. Kongress of surg., 1923.

Wagner, Göttinger Nachrichten, 1851.
— und Leuckart, B. 1853, Wagners Handwörterbuch der Physiologie, B. 4.
Waldeyer, Arch. f. mikr. Anat., 11, 1875.

Zoth, Pflügers Arch., 62, 1896.
— Pflügers Arch., 69, 1898.
Zuntz, Zeitschr. f. Chir., 44, p. 95, 1908.
— Handbuch der Biochemie, 1909.

MANZ'SCHE BUCHDRUCKEREI, WIEN. 2653

Die Endoskopie der männlichen Harnröhre. Von Dr. Alois Glingar. (Aus der urologischen Abteilung des Sophienspitals Wien, Vorstand Prof. Dr. V. Blum.) Mit einer Einführung von V. Blum. Mit 4 mehrfarbigen Tafeln und 12 Abbildungen im Text. 72 Seiten 8°. 1924. Preis: Kronen 120.000, geb. Kronen 132.000; Goldmark 7·20, geb. Goldmark 7·80; Dollar 1·70, geb. Dollar 1·85.

Inhaltsverzeichnis: Einleitung. I. Instrumentarium. II. Trockene Endoskopie der vorderen Harnröhre: 1. Anästhesierung. 2. Technische Vorbemerkungen. 3. Das Bild der normalen Schleimhaut. 4. Das Schleimhautbild unter krankhaften Verhältnissen. III. Die Irrigationsendoskopie der vorderen Harnröhre: 1. Technische Vorbemerkungen. 2. Die Bilder der normalen vorderen Harnröhre. 3. Pathologische Veränderungen. IV. Die trockene Endoskopie der hinteren Harnröhre: 1. Anatomische Vorbemerkungen. 2. Technik und Indikation. 3. Samenhügel und Neurasthenia urogenitalis. V. Die Irrigationsendoskopie der hinteren Harnröhre: 1. Technik und normale Bilder. 2. Kombinierte Cystoskopie und Urethroskopie. 3. Die pathologischen Veränderungen der hinteren Harnröhre. 4. Urethroscopia posterior mit geradem Tubus. VI. Endoskopie und Behandlung: 1. Direkte endoskopische Eingriffe. 2. Beeinflussung der nichtendoskopischen Behandlung durch die Endoskopie. 3. Urethroskopie und funktionelle Harnstörungen. VII. Indikationen und Kontraindikationen.

Praktikum der Urologie. Für Studierende und Ärzte. Von Dr. Hans Gallus Pleschner, Privatdozent der Urologie an der Universität Wien. Mit 5 Textabbildungen. 61 Seiten 8°. 1924. Preis: Kronen 27.000; Goldmark 0·40; Dollar 1·70.

Inhaltsverzeichnis: I. Allgemeine Krankenuntersuchung: A. Anamnese. B. Äußere Untersuchung: 1. Inspektion. 2. Palpation. 3. Perkussion. II. Harnuntersuchung. III. Katheterismus. IV. Cystoskopie. V. Ureterenkatheterismus. VI. Funktionelle Nierendiagnostik. VII. Röntgenuntersuchung. Sachverzeichnis.

Die funktionelle Albuminurie und Nephritis im Kindesalter. (Abhandlungen a. d. Gesamtgebiet der Medizin, herausgegeben von Prof. Dr. Kyrle und Dr. Hryntschak.) Von Prof. Dr. Ludwig Jehle, Vorstand der Kinderabteilung der Wiener Allgemeinen Poliklinik. 68 Seiten 8°. 1923. Preis: Kronen 25.000; Goldmark 1·50; Dollar 0·35.

Inhaltsverzeichnis: Einleitung. Einteilung der Erkrankungen der Harnorgane. I. Die orthostatisch-lordotische Albuminurie. II. Die funktionelle Nephritis. III. Die Nierenerkrankungen. IV. Die Erkrankungen der harnleitenden Organe. Literatur.

Die klinische Bedeutung der Hämaturie. (Abhandlungen a. d. Gesamtgebiet der Medizin, herausgegeben von Prof. Dr. Kyrle und Dr. Hryntschak.) Von Professor Dr. Hans Rubritius, Vorstand der urologischen Abteilung der Allgemeinen Poliklinik in Wien. 34 Seiten 8°. 1923. Preis: Kronen 18.000; Goldmark 1·05; Dollar 0·25.

Mikroskopische und mikrochemische Untersuchung der Harnsedimente. Von Professor Dr. Fl. Ritter Kratschmer v. Forstburg, k. u. k. Generaloberstabsarzt und Mag. pharm. Em. Senft, k. u. k. Militär-Medik.-Oberoffizial. Zweite vermehrte Auflage. Mit 17 Tafeln in Farbendruck und 13 Abbildungen im Texte. 45 Seiten 8°. 1909. Preis: brosch. Kronen 96.000, geb. Kronen 112.000; brosch. Goldmark 6·—, geb. Goldmark 7·—; brosch. Dollar 1·45, geb. Dollar 1·65.

Die Krankheiten der endokrinen Drüsen. Ein Lehrbuch für Studierende und Ärzte. Von Dr. Hermann Zondek, a. o. Professor an der Universität Berlin. Mit 173 Abbildungen. (VII und 316 S.) 1923. 16 Goldmark, gebunden 17·50 Goldmark; 3·85 Dollar, gebunden 4·20 Dollar.

Die innere Sekretion. Eine Einführung für Studierende und Ärzte. Von Dr. Arthur Weil, ehem. Privatdozent der Physiologie an der Universität Halle, Arzt am Institut für Sexualwissenschaft, Berlin. Dritte, verbesserte Auflage. Mit 45 Textabbildungen. (VI u. 150 S.) 1923. 5 Goldmark, gebunden 6 Goldmark; 1·20 Dollar, gebunden 1·45 Dollar.

Die biologischen Grundlagen der sekundären Geschlechtscharaktere. Von Dr. Julius Tandler und Dr. Siegfried Grosz, Privatdozent für Dermatologie und Syphilidologie an der Wiener Universität. Mit 23 Textfiguren. (IV u. 169 S.) 1913. 8·40 Goldmark; 2 Dollar.

Die kretinische Entartung. Nach anthropologischer Methode bearbeitet von Dr. Ernst Finkbeiner, praktischer Arzt. Mit einem Geleitwort von Professor Dr. Karl Wegelin, Direktor des Pathologischen Instituts der Universität Bern. Mit 17 Textabbildungen und 6 Tafeln in zweifacher Ausführung. (VIII u. 432 S.) 1923. 20 Goldmark; 4·80 Dollar.

Der endemische Kropf, mit besonderer Berücksichtigung des Vorkommens in Bayern. Von Dr. A. Schittenhelm, a. o. Professor der Klinischen Propädeutik an der Universität Erlangen und Dr. W. Weichardt, a. o. Professor und zweiter Direktor der Bakteriologischen Untersuchungsanstalt an der Universität Erlangen. Mit 17 Textabbildungen und zwei Tafeln. (VII u. 128 S.) 1912. 9 Goldmark; 2·15 Dollar.

Die konstitutionelle Disposition zu inneren Krankheiten. Von Dr. Julius Bauer, Privatdozent für innere Medizin an der Universität Wien. Dritte, vermehrte und verbesserte Auflage. Mit 69 Abbildungen. (XII und 794 S.) 1924. 40 Goldmark, gebunden 42 Goldmark; 9·60 Dollar, gebunden 10 Dollar.

Vorlesungen über allgemeine Konstitutions- und Vererbungslehre. Für Studierende und Ärzte. Von Dr. Julius Bauer, Privatdozent für Innere Medizin an der Universität Wien. Zweite, vermehrte und verbesserte Auflage. Mit 56 Textabbildungen. (Il. u. 218 S.) 1923. 6·50 Goldmark; 1·60 Dollar.

Vorträge und Aufsätze über Entwicklungsmechanik der Organismen. Herausgegeben von Wilhelm Roux. Bis Sommer 1924 liegen 34 Hefte vor.

Archiv für mikroskopische Anatomie und Entwicklungsmechanik. Fortsetzung von Rouxs Archiv für Entwicklungsmechanik und Schultze-Waldeyer-Hertwigs Archiv für mikroskopische Anatomie. Herausgegeben von Wilhelm Roux unter Mitwirkung von H. Braus und H. Spemann. Das Archiv erscheint in zwanglosen einzeln berechneten Heften; mit etwa 40 Bogen wird ein Band abgeschlossen. Bis Sommer 1924 erschienen 102 Bände.

GPSR Compliance

The European Union's (EU) General Product Safety Regulation (GPSR) is a set of rules that requires consumer products to be safe and our obligations to ensure this.

If you have any concerns about our products, you can contact us on ProductSafety@springernature.com

In case Publisher is established outside the EU, the EU authorized representative is:

Springer Nature Customer Service Center GmbH
Europaplatz 3
69115 Heidelberg, Germany

Batch number: 10815974

Printed by Printforce, the Netherlands